LOS PILARES DE LA
BUENA SALUD...

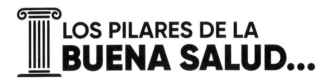

UN PLAN PARA
BAJAR DE PESO
Y RECOBRAR TU *Salud*

Dr. Jesús Manuel Román Vélez

1ª edición:

Título: *Los Pilares de la Buena Salud, Un Plan para Bajar de Peso y Recobrar tu Salud.*

Comentarios y sugerencias:
info@drmanuelroman.com
www.drmanuelroman.com

Diseño e Interior: Abdiel Román
Fotografía de contraportada: Pedro Ithier

Indice

Advertencia

El propósito fundamental de este libro es llevarle al lector una valiosa información que pueda servirle de guía de consulta sobre los temas que trata. Bajo ninguna circunstancia reemplaza el consejo médico directo como tampoco ningún tratamiento que se le ofrezca al paciente. Se le recomienda, por tanto, que todo plan nutricional y todo plan de ejercicio sea discutido con su proveedor de servicios médicos.

DEDICATORIA

A mis pacientes, que día tras día depositan en mí su confianza para aliviarse de los males del cuerpo que los aquejan. A ustedes, de quienes he aprendido lo que no se puede aprender en los libros, los que han tocado mi alma mientras yo atiendo sus dolencias, los que me han enseñado a comprender el dolor de los demás. A ustedes va dedicado este libro con el sincero deseo de que les sea de bendición.

AGRADECIMIENTOS

El proyecto de redacción de este libro no hubiera sido posible sin la confianza que he puesto en Dios para lograrlo. Su bendito amor e infinita misericordia me han sostenido cada día de mi vida, por eso es a Él a quien primeramente le vivo agradecido.

Han sido muchas las personas que me han acompañado en la nueva ruta que se ha abierto en mi vida profesional. A todas ellas vaya mi agradecimiento sincero. A la señora Ashley Valentín Cardona, quien fue mi mano derecha en la transcripción y diagramación de este libro. Sin su ayuda, dedicación y esmero la publicación de este libro no habría sido posible. Gracias por echarle el corazón a este proyecto. Al Doctor Jonathan Torrens, quien también colaboró conmigo para recopilar el material informativo, lo mismo que a mis socios y colegas en el Centro Neumológico del Oeste, los doctores Antonio Padua Ramos, Armando Cardona Ramírez y Francisco Montalvo Rodríguez. Gracias a todos, además, por haberme brindado el apoyo necesario para comenzar una nueva rama de la medicina en nuestra clínica, la bariatría. En adición, a la Sra. Enid Colom Báez, a la Profesora Teresita Soto Falto y a mi primo, el Sr. Abdiel Román Miranda por su esmero y dedicación en este proyecto.

A mi familia, mi esposa Ruthie y mis hermosos hijos, Alejandra y Manuelito. Gracias por ser siempre mi inspiración. Son ustedes el regalo más grande que Dios me ha dado. A mis padres Jesús Román y Carmen Iris Vélez, a quienes les debo todo lo que he llegado a ser. A mi querida hermana Xaymara, gracias por estar siempre ahí para mí. Por último, y no menos importante, a mis pacientes; gracias, porque pensando en ustedes nació la idea de este libro.

INTRODUCCIÓN

En el momento en que estoy escribiendo la introducción de este libro, estoy sentado en la sala de mi casa, tengo a mi hermosa hija de 10 años a mi lado (quien también está escribiendo un libro para niños que quieren mejorar su salud, por lo que papá se siente muy orgulloso) y llevo una hora con mi libreta en la mesa y el bolígrafo en mi mano sin escribir una sola palabra. En esta hora, en la que pienso: ¿Cómo comienzo a escribir?, ha venido a mi mente la imagen de decenas de mis pacientes. Todos ellos tienen problemas como síndrome metabólico, diabetes tipo 2, presión alta, enfermedades cardiacas, depresión, asma, obesidad, hígado graso, múltiples alergias y cáncer. Muchos de ellos llevan años con sus padecimientos y en cada visita veo cómo, a pesar de las múltiples medicinas que toman, su salud sigue deteriorándose lentamente como alguien que se hunde en arena movediza. Pensando en ellos, me he dado cuenta de que el 90% de estas condiciones son completamente prevenibles con tan solo cambiar nuestro estilo de vida. No solo son prevenibles, sino que en la mayoría de las ocasiones, cambiar nuestro estilo de vida puede mejorar o eliminar todas estas enfermedades por completo.

Nuestra sociedad ha perdido salud. Basta una visita a un centro comercial para darnos cuenta de la crisis de salud en que vivimos. Te voy a lanzar un reto. Quiero que vayas a un centro comercial y te detengas por 15 minutos a observar a la gente pasar. ¿Cuántas de estas personas reflejan una buena salud? La realidad es que quizás solo una minoría. Es probable que veas a muchas personas obesas o con sobrepeso, con abdómenes abultados o personas con problemas de movilidad, con piernas hinchadas; también verás personas delgadas, pero que cargan exceso de grasa en el área abdominal. Esta es una triste realidad. En un momento de nuestra historia la humanidad luchaba con el problema del hambre; hoy día ya no se pasa hambre, pero la disponibilidad desmedida de comida ha llevado al deterioro de nuestra salud.

La sociedad piensa, que un médico, por su formación profesional, está atento a su propia salud y lleva una vida sana, con hábitos alimentarios saludables. Nada más lejos de la verdad. Yo, que tengo la oportunidad de asistir a múltiples convenciones médicas sobre diversos temas de salud, he descubierto con solo mirar a mi alrededor, un cuadro muy similar al que les describía antes cuando me refería a la gente que caminaba tranquilamente por los centros comerciales. He tenido entonces que concluir que el problema de obesidad y la carencia de salud afecta a todos los grupos sociales y profesionales, incluyendo a aquellos que consideramos expertos en salud.

Del mismo modo, he observado que muchos pacientes culpan a la genética por sus enfermedades. Dicen: "Yo tengo diabetes porque mi mamá tuvo diabetes", o "Soy obeso porque mi papá era obeso". Ven los genes como decretos de maldición. La realidad es que los genes no actúan de esta forma. Los genes "prenden" y "apagan" en respuesta al ambiente que se les provea. Por ejemplo, si tus padres son diabéticos y tú comes de una forma saludable (no te preocupes, que con este libro entenderás qué significa comer saludable), duermes bien y haces ejercicios, jamás desarrollarás diabetes.

Mis genes quieren expresarse para lograr que seamos fuertes y saludables, pero necesitan que se les provea el ambiente correcto para expresarse de la forma correcta.

En el mundo moderno la expectativa de vida ha aumentado; sin embargo, la calidad de vida se ha empobrecido. Se depende de medicamentos para controlar el azúcar, la presión arterial, para dormir y para manejar el estrés. Se vive más, sí, pero nuestro sobrepeso y obesidad nos limitan y a su vez traen consecuencias devastadoras a nuestra salud impidiendo que podamos disfrutar nuestra vida. En nuestras manos está el poder de hacer que esto cambie. Este es el propósito de este libro, ayudarte a recuperar una vida saludable llena de fuerza, vitalidad y energía, para que puedas sentirte a gusto contigo mismo.

Por mi experiencia y formación profesional, he llegado a la conclusión de que hay tres factores muy importantes que tenemos que tomar en cuenta si queremos perder peso y mejorar nuestra salud, estos son: *la forma en que comemos, la calidad y cantidad de nuestro sueño y cómo nos ejercitamos.* En este libro te voy a enseñar cómo lo lograrás.

Si quieres perder peso, si estás cansado de sentirte mal, si quieres mejorar tu salud y mantenerla para cuidar de los que amas, este libro es para ti. En él aprenderás que cuando haces cambios sencillos en tu vida de manera constante, puedes cambiar tu vida por completo. ¡Así que te invito a comenzar un nuevo estilo de vida!

CAPITULO **1**

UN POCO DE HISTORIA

Vivimos en un mundo donde demasiada gente enfrenta problemas de salud como lo son la obesidad, el síndrome metabólico, la presión arterial alta, las enfermedades cardiacas, la depresión y los problemas de movilidad. Lo que llama más la atención es que estamos en medio de una epidemia de obesidad y sobrepeso. Para entender cuál es el origen de esta catástrofe en la salud, tenemos que aprender un poco de historia.

La existencia del ser humano data de más de 2.5 millones de años. En todo este dilatado período, nuestra genética no ha cambiado; en otras palabras, genéticamente somos idénticos al hombre de la Era Paleolítica. Pero, aunque somos genéticamente idénticos, lo que comemos hoy en día es muy diferente a lo que comieron nuestros antepasados de entonces. Nuestros ancestros cazaban y forrajeaban (segaban y recogían el forraje del suelo) para comer. Su dieta consistía en comer la carne de los animales que cazaban y en consumir productos que podían recoger y que crecían de forma natural y espontánea, tales como algunos vegetales, frutas de alto contenido en fibra (muy diferentes a las frutas genéticamente modificadas de hoy día, que son más altas en carbohidratos y tienen menos fibra) y semillas como nueces y almendras. Su principal fuente de energía en aquel momento era la grasa. Estudios sobre la Era Paleolítica muestran que el hombre de este tiempo tenía una excelente salud.

Pero hace aproximadamente 10,000 años todo cambió. En este momento el hombre dejó de ser nómada, se asentó en un territorio y comenzó a cultivar la tierra; nació entonces la agricultura. La cacería disminuyó, por lo que la grasa dejó de ser su fuente principal de energía, dándole paso a los carbohidratos. Cultivos tales como el maíz, el trigo y el arroz comenzaron a dominar lo que el hombre comía. Los estudios arqueológicos (especialmente de la cultura egipcia) demuestran que la salud comenzó a deteriorarse. Estos estudios revelan que los egipcios de la época agrícola tenían menor estatura, cavidades en sus dientes y huesos más débiles que el hombre de la Era Paleolítica, que cazaba y forrajeaba para comer y cuya fuente principal de energía era la grasa. Durante la etapa agrícola, enfermedades tales como la alta presión arterial, el síndrome metabólico, la diabetes tipo 2, las enfermedades del corazón, las caries y algunos tipos de cáncer comenzaron a aumentar.

Hace algunos 40 años todo empeoró. El gobierno de Estados Unidos publicó en el 1975 su primera versión de la famosa pirámide alimentaria. Aunque parezca difícil de creer, estas recomendaciones alimentarias que han reinado hasta el día de hoy no tienen base científica. En la base de esta pirámide están los granos, por lo que se recomienda una gran cantidad de pan, cereales, pasta y arroz. Esta base también incluye viandas blancas, en especial las papas. La pirámide recomienda entre 6 y 11 porciones de estos alimentos al día. Durante todos estos años, hemos visto el resultado de haber adoptado estas recomendaciones. Hoy tenemos la epidemia de obesidad y sobrepeso más grande de la historia. Hace 40 años que se ha venido promocionado una dieta alta en carbohidratos y baja en grasa. En este mismo periodo, la prevalencia de obesidad ha aumentado dramáticamente. Hoy día 1 de cada 3 adultos tiene obesidad y 2 de cada 3 adultos tiene sobrepeso. Esto no solo afecta a los adultos, sino a los niños, pues 1 de cada 3, entre 6 y 19 años tiene sobrepeso u obesidad. ¡Esto es alarmante!

El sobrepeso y la obesidad tienen consecuencias catastróficas para nuestra salud, lo que aumenta el riesgo de múltiples condiciones tales como:

✓ Diabetes tipo 2
✓ Síndrome metabólico
✓ Enfermedad del corazón
✓ Hígado graso (que puede llevar a fallo hepático)
✓ Infarto cerebral (stroke)
✓ Osteoartritis (dolor en las articulaciones)
✓ Apnea obstructiva del sueño (básicamente una condición principalmente caracterizada por ronquidos fuertes y dificultad para respirar mientras dormimos)
✓ Algunos tipos de cáncer, tales como: cáncer de seno, cáncer de colon, cáncer de endometrio y cáncer de riñón
✓ Depresión

El síndrome metabólico

Se conoce como síndrome metabólico a una combinación de síntomas tales como la obesidad central (acumulación de grasa en el abdomen), presión alta, elevación de los niveles de glucosa (azúcar) en sangre y/o resistencia a la insulina, aumento en los niveles de triglicéridos y bajos niveles de HDL (llamado por muchos, colesterol bueno).

Tener al menos tres de las condiciones anteriores indica que se tiene síndrome metabólico, lo que pone al paciente en alto riesgo de enfermedad cardiaca, infartos cerebrales y diabetes. Hoy día existe una epidemia de síndrome metabólico debido al consumo de dietas altas en carbohidratos que producen niveles altos y constantes de insulina.

NOTA: Estudios muestran que la calidad de vida de un niño con obesidad es igual a la de un niño con cáncer. Esto es una triste realidad. Los niños con obesidad son víctimas de acoso o bulling, son propensos a la depresión y presentan dificultades para establecer relaciones interpersonales.

La dieta convencional promocionada por la pirámide alimentaria tiene un contenido muy alto de carbohidratos mayormente provenientes de los granos, las papas y los azúcares simples. Esto trae como consecuencia que nuestro páncreas tenga que secretar niveles exagerados de insulina, una hormona que mantiene los niveles de azúcar adecuados en nuestra sangre. Los niveles altos de insulina promueven el almacenamiento de grasa, mayormente en el área abdominal y, por consiguiente, producen obesidad. Mantener niveles altos de insulina por periodos largos de tiempo produce que los receptores de insulina se hagan resistentes a la acción de esta hormona. De este modo, por más insulina que secrete nuestro páncreas, (recuerda que donde los receptores trabajan están resistentes a su acción) se producirá un aumento desmedido en los niveles de azúcar, provocando lo que se conoce como Diabetes Tipo 2. Este tipo de diabetes, a su vez, causa neuropatía (daño de los nervios que provoca dolor y disminuye las sensaciones), fallo de los riñones, enfermedad del corazón, pérdida de visión y es la principal causa de amputación de extremidades inferiores en los Estados Unidos. Como si fuera poco, los niveles altos de insulina tienen un efecto inflamatorio que puede llegar a enfermar todos los órganos de nuestro cuerpo.

NOTA: La insulina es llamada la hormona maestra por la cantidad de funciones que realiza. La dieta convencional, llena de azúcares y carbohidratos, promueve niveles muy altos de insulina que son perjudiciales para nuestra salud. Por el contrario, controlar nuestros niveles de insulina mediante una alimentación adecuada es importante para bajar de peso y mejorar nuestra salud.

La dieta convencional y el sedentarismo, sumados a altos niveles de estrés, son la principal causa de sobrepeso, de obesidad y de muchas de las principales enfermedades que afectan nuestra calidad de vida. Ya vimos que genéticamente somos idénticos al hombre de la Era Paleolítica. Vimos también que con el descubrimiento de la agricultura el hombre cambió su dieta y, por consecuencia, su salud se deterioró. Saber esto, hace que una campanita suene en nuestros oídos: si nuestra salud se deterioró al cambiar nuestra dieta, quizás lo lógico sería volver a la dieta original. No estoy hablando de volver a cazar y forrajear, pero podemos volver a simular la composición de la dieta de nuestros ancestros, el tipo de dieta para el que fuimos diseñados.

Te he presentado toda esta historia para que entiendas cuál es la raíz del problema. La clave para bajar de peso y obtener una buena salud está en nuestra genética. Estudiando la historia de la evolución del hombre, de sus hábitos alimentarios y volviendo a comer de una forma similar a la forma en que fuimos creados para comer es la única solución para mejorar nuestra salud. La clave de la buena salud está en regresar a los principios alimentarios básicos, para los que genéticamente fuimos diseñados. Fuimos creados para comer y movernos de acuerdo a como nuestra genética espera que nos movamos y nos alimentemos. Fuimos creados para vivir relajados y no en estrés. Sigue leyendo y te enseñaré como hacerlo…

CAPITULO **2**

LA CLAVE PARA PERDER PESO ES CONTAR LOS CARBOHIDRATOS

La pérdida de peso dependerá de la cantidad de carbohidratos (azúcares) que comamos cada día. Como describimos en el primer capítulo, el exceso de carbohidratos que comemos nos lleva a secretar niveles muy altos de insulina, que a su vez promueven el almacenamiento de esos carbohidratos en forma de grasas, principalmente en el área abdominal.

En la dieta americana, como también en la puertorriqueña, se consumen aproximadamente entre 300 y 600 gramos de carbohidratos diariamente. ¡Esa es una receta para aumentar de peso, desarrollar síndrome metabólico, Diabetes Tipo 2, enfermedades cardiacas e incluso algunos tipos de cáncer!

Si queremos bajar de peso, la clave será mantener los niveles de insulina bajos. La insulina la secreta nuestro páncreas mayormente en respuesta al consumo de carbohidratos. Mientras más carbohidratos ingerimos, más insulina secretamos. El contenido de azúcar (carbohidratos en forma de glucosa) equivale solo a una cucharadita dentro de 5 litros de sangre que hay en nuestro cuerpo; por encima de este nivel, el azúcar es tóxico para nuestro organismo. Para evitar que los niveles de azúcar en sangre suban por encima de lo normal (100mg / dl), nuestro páncreas secretará insulina, que se encargará de remover el azúcar de la sangre. Parte de este azúcar será usado como fuente de energía, pero el restante (que en nuestra dieta es la mayoría), por la acción de la insulina, será almacenado en forma de grasa.

La insulina no solo promueve el almacenamiento de grasa, sino que bloquea que la grasa de nuestro cuerpo pueda utilizarse como fuente de energía. La grasa que hay en nuestro cuerpo contiene energía para que podamos sobrevivir semanas sin comer, pero si nuestro nivel de insulina está alto, no permite que podamos utilizarla como fuente de energía. En otras palabras, los niveles de insulina altos equivalen a ponerle un candado a la grasa en el abdomen y botar la llave al fondo del mar.

Este diagrama muestra la historia de la mayoría de las personas en nuestra sociedad:

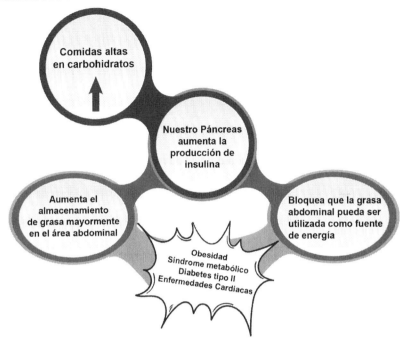

La buena noticia es que, con solo unos cambios sencillos en nuestra dieta podemos bajar los niveles de insulina. Si bajamos la cantidad de carbohidratos que consumimos diariamente, todo este triste proceso se revierte. No estoy hablando de pasar hambre comiendo pequeñas porciones que solo nos hacen sufrir. Estoy hablando de comer abundantemente hasta saciarnos, no pasar hambre y al mismo tiempo bajar de peso de una manera saludable.

Todo comenzará con aprender a controlar la cantidad de carbohidratos que nos comemos cada día. Contar los carbohidratos diariamente es lo más importante a la hora de perder peso. ¡Así como lo lees! Si decides recordar una sola cosa de este libro debe ser esta: "Si queremos perder peso y ganar salud, lo más importante es controlar y contabilizar la cantidad de carbohidratos que consumimos diariamente".

¿Cómo contabilizamos los carbohidratos? Es una formula muy sencilla. Simplemente tomamos el total de carbohidratos de un alimento y les restamos la fibra. La razón por la que la restamos es porque la fibra es un carbohidrato que no se digiere, por lo tanto, no se absorbe ni tiene efectos sobre los niveles de insulina.

Un poco de bioquímica

Las fuentes principales de energía son los carbohidratos, las proteínas, las grasas y el alcohol. Los carbohidratos están compuestos de carbono, hidrógeno y oxígeno. Generalmente, se clasifican en azúcares (carbohidratos de cadenas cortas o simples que se absorben fácilmente en nuestro intestino) y carbohidratos complejos (cadenas de azúcares largas como lo es el almidón, que es el carbohidrato de la papa). Para efectos de este libro, hablamos de carbohidratos en general y muchas veces usamos el término azúcar o carbohidratos intercambiablemente. La razón es que, en nuestro intestino delgado, todos los carbohidratos se rompen en azúcares simples y tienen un efecto poderoso sobre los niveles de insulina. El exceso de carbohidratos hace que aumenten desmedidamente los niveles de insulina lo que provoca múltiples enfermedades y padecimientos.

 Recuerda la fórmula

(Total de carbohidratos - Total de fibras = Carbohidratos Netos)

Los carbohidratos netos son los que debemos contabilizar a lo largo del día. A continuación, te muestro un ejemplo de una etiqueta para que observes dónde se encuentran los carbohidratos y la fibra. Además, encontrarás un ejemplo de cómo utilizar la fórmula.

Nutrition Facts		
Serving Size 1 once	Servings in bag 4	
Amount Per Serving		
Calories 155	Calories from fat 93	
	%Daily Value*	
Total Fat 11g 1		6%
Saturated Fat 3g		15%
Trans Fat		
Cholesterol 0mg		0%
Sodium 148mg 6		%
Total Carbohydrate 14g		5%
Dietary Fiber 1g		5%
Sugars 1g		
Protein 2g		
Vitamin A 0% V	itamin C	9%
Calcium 1% I	ron	3%

Total de carbohidratos – la fibra = Carbohidratos netos

14g – 1g = 13g

13g Carbohidratos netos

En mi práctica médica, diariamente veo pacientes que bajan de 10 a 50 libras y hasta más, reduciendo la cantidad de carbohidratos en la dieta. Veo pacientes que logran bajar sus triglicéridos y subir su HDL (colesterol bueno), lo que disminuye grandemente la incidencia de enfermedades del corazón. Es común ver pacientes diabéticos que logran controlar sus niveles de azúcar, bajar la cantidad de medicamentos que utilizan y hasta eliminar los medicamentos por completo siguiendo este método.

También es común ver que al comenzar a perder peso los problemas de dolores en las articulaciones (artritis) mejoran grandemente y los dolores de espalda desaparecen. He visto pacientes que estaban en sillón de ruedas que ahora caminan y hasta bailan. Siempre recuerdo a María, una paciente que llegó a mi clínica pesando 350 libras. Su movilidad era mínima y dependía de un bastón para caminar. Comenzamos a controlar la cantidad de carbohidratos que consumía y al cabo de 4 meses había perdido 40 libras. Pero lo más impresionante es que no sólo bajó de peso, ¡su movilidad mejoró tanto que me trajo un video en el que aparece bailando merengue! Es increíble ver el bienestar que el paciente puede sentir cuando baja de peso.

Al controlar los carbohidratos, podemos ver una mejoría significativa en el estado de ánimo. Es frecuente ver entre mis pacientes, que según cambian su forma de comer y comienzan a bajar de peso, mejoran su condición emocional, su ánimo aumenta y simplemente, se describen a sí mismos como más felices. Así como leíste, muchos de nuestros problemas emocionales tienen su raíz en lo que comemos. He visto pacientes que han podido disminuir y hasta dejar completamente medicamentos para la depresión que estuvieron utilizando durante años. He tratado a pacientes que llevan años tomando medicamentos para la ansiedad y para dormir. Tan pronto comienzan a rebajar, van necesitando menos medicación hasta llegar, muchas veces, a no necesitarla más. Por esta y por otras razones que a continuación analizaremos juntos, es de suma importancia que comencemos a contabilizar los carbohidratos que ingerimos.

Para comenzar este proceso, he dividido los rangos de carbohidratos que usaremos en tres fases, tal como lo hago con mis pacientes en mi clínica bariátrica.

FASE 1 – (0-50 gramos de carbohidratos netos)

Esta es la fase agresiva e inicial de la pérdida de peso. Restringiendo los carbohidratos netos a menos de 50g al día, podremos observar una notable pérdida de peso mayormente en el área abdominal. La meta de esta fase es perder el 10% del peso corporal. En una persona con un peso de 250 libras representaría llegar a 225 libras, o sea perder 25 libras. Este primer 10% es de suma importancia. Todos los estudios científicos muestran que bajar 10% de peso mejora significativamente todas las condiciones metabólicas relacionadas a la obesidad.

Al perder este primer 10% de peso, notarás disminución en la grasa abdominal, mejor movilidad, más energía, mejor estado de ánimo, un sueño más restaurador y si eres diabético, mejor control en tus niveles de azúcar.

> ***Nota para los diabéticos que usan medicamentos:***
> *La restricción de carbohidratos es tan efectiva para el control de diabetes que tan pronto como en los primeros días notarás una baja en los niveles de azúcar en la sangre. Es importante estar atento y en constante contacto con tu médico para comenzar a bajar inmediatamente las dosis de los medicamentos de diabetes que utilizas evitando así un posible episodio de hipoglicemia (bajones de azúcar).*

En esta fase se te permite consumir carne de aves, res, cerdo o pescado, lo mismo que vegetales (como brócoli, lechuga, tomate, coliflor, zanahoria, zetas, pimientos, cebollas, pepinillos, calabaza, espinacas, etc.), huevos, una cantidad moderada de nueces o almendras y lácteos altos en grasa y bajos en carbohidratos (queso, yogurt griego alto en grasa, mayonesa, mantequilla, crema espesa, etc.). En esta primera fase, la mayoría de las frutas están restringidas, ya que generalmente su contenido en carbohidratos es demasiado alto. Se te permite comer moras (berries), arándanos (blueberries), fresas (strawberries), frambuesas (raspberries) y aguacates, ya que contienen un contenido bajo en carbohidratos.

En mi práctica médica, generalmente utilizo esta fase hasta alcanzar el 10% de pérdida de peso. Sin embargo, pacientes donde su obesidad es severa y que además, padecen de diabetes, síndrome metabólico o simplemente quieren seguir perdiendo peso a un ritmo acelerado, pueden seguir en esta fase por más tiempo.

Durante esta fase, en especial en las primeras dos semanas, el paciente podría sentir algunos síntomas, como podrían ser:

1. Debilidad o mareos
Es normal que durante las primeras dos semanas sientas debilidad, falta de ánimo, fatiga a la actividad física o mareos. Esto se debe a que a tu cuerpo le toma entre una a tres semanas adaptarse a vivir con menos carbohidratos y utilizar la grasa como fuente de energía. Una vez transcurrido este periodo, te sentirás con mayor energía y más ánimo durante el día. De igual forma, notarás que disminuye el sube y baja de energía que sentías cuando dependías de los carbohidratos como única fuente de energía. En una dieta baja en carbohidratos, los mareos y la debilidad pudieran también estar relacionados a otras causas. Durante este periodo, nuestros riñones tienden a excretar más sodio (sal) y por consiguiente más agua. Por esta razón es importante hidratarse bien con al menos un galón de agua al día y suplementar con un aumento en la cantidad de sal que se utilice. Un cubito de caldo de carne, pollo o jamón tiene la cantidad de sodio necesaria y podría ayudar a mejorar estos síntomas.

2. Calambres
Otro síntoma que también podrías experimentar son los calambres. Nuevamente, hidratarse bien con por lo menos 1 galón de agua al día, aumentando un poco la cantidad de sal que utilizamos o utilizando un cubito de caldo de carne, pollo o jamón, debería mejorar estos síntomas. Si aun así no mejoraras, podrías suplementar esa ingesta con magnesio por 21 a 30 días.

3. Estreñimiento

Es común en las primeras semanas que ocurra un poco de estreñimiento, por lo que se te recomendaría ingerir vegetales verdes y aumentar la hidratación.

En resumen, durante esta primera fase observarás una pérdida de peso más acelerada; en las primeras dos semanas podría ser de entre 5 y 10 libras. Será ésta tu fase de adaptación para aprender a comer alimentos bajos en carbohidratos. En esta fase tu cuerpo se adaptará a usar grasa corporal como fuente de energía. ¡Te convertirás en una máquina quemadora de grasa! Verás cómo tu grasa abdominal disminuye y cómo de manera natural no sufrirás de hambre constante. Es de suma importancia que contabilices todo lo que comes y que lleves un registro para trazar tu progreso. Está comprobada la efectividad de este método; te invito a que lo sigas, anímate a hacerlo. ¿Qué esperas?

FASE 2 – (50- 100 gramos de carbohidratos netos)

Esta segunda fase es similar a la anterior, pero el uso de carbohidratos es más liberal. Te permite comer todo lo de la Fase 1: aves, carnes, pescado, vegetales, nueces, almendras, lácteos bajos en carbohidratos y huevos, pero ahora puedes añadir más frutas bajas en carbohidratos tales como: moras (berries), fresas (strawberries), arándanos (blueberries), frambuesas (rasberries), melón de agua, melón cantalupo (cantaloupe), aguacates y duraznos (peaches). En esta fase seguirás perdiendo peso, pero a un ritmo más lento, aunque efectivo. Es una fase de transición entre la Fase 1 y la Fase 3, que es de mantenimiento.

En algunas ocasiones, muchos pacientes con historial de obesidad severa, resistentes metabólicamente (lo que yo llamo intolerantes a los carbohidratos), con síndrome metabólico o diabetes, usan esta Fase 2 como de mantenimiento y les va muy bien. Hay un pequeño grupo de pacientes que cuando suben por encima de los 100 gramos de carbohidratos, tienden a aumentar de peso. Estos, deben permanecer en este rango de 50 a 100 gramos de carbohidratos netos diarios. Es común perder entre media y una libra por semana durante esta fase.

FASE 3 – (100-150 gramos de carbohidratos netos)

La fase de mantenimiento es la que te permite el consumo de carbohidratos entre 100 y 150 gramos netos diarios. Luego de haber alcanzado el peso deseado, entrarás a una fase que es mucho más liberal en cuanto al consumo de carbohidratos, pero aun así mucho más restrictiva cuando la comparamos con lo que solíamos llamar "normal" en la dieta boricua-americana que permite el consumo de más de 300 gramos de carbohidratos diarios. En este rango, mantendrás tu peso, evitarás y/o controlarás la diabetes, el síndrome metabólico, el ovario poliquístico, la Diabetes Tipo 2 y hasta algunas formas de cáncer que se asocian a dietas altas en carbohidratos.

¡Te animo a que comiences!
La hora de ganar salud y perder peso es ahora.

Con lo que aprendiste en este capítulo ya puedes comenzar. Pero también te exhorto a que sigas leyendo, tienes mucho más que aprender para recuperar tu salud. La solución a este problema es sencilla; deja de depender de los carbohidratos como fuente principal de energía.

La epidemia de cansancio crónico...

Hoy día muchos pacientes que veo presentan la misma queja: "tengo un cansancio crónico y no tengo ánimos para nada". Esta epidemia tiene una razón principal: cuando producimos excesos de insulina como consecuencia del uso excesivo de los carbohidratos como fuente primaria de energía, entramos en un círculo vicioso que nos hará sentir terriblemente cansados y desanimados. Cuando consumimos exceso de carbohidratos, inicialmente sentimos aumento en energía y ánimo, pero luego de algunos minutos nuestro páncreas, cuya función es la secreción de insulina, en un intento por eliminar el exceso de azúcar en la sangre comenzará a secretar cantidades excesivas de insulina que nos harán sentir lentos, cansados y hasta con sueño. Todo este proceso es percibido por nuestro cuerpo como estrés, por lo que entonces la glándula adrenal, comenzará a secretar hormonas de estrés en especial cortisol, cuya función, entre otras, es que a través de un proceso llamado gluconeogénesis volverá a subir el azúcar. En este momento, nos volverá a subir el ánimo y la energía. Al cabo de un tiempo el efecto del cortisol se irá y volveremos a estar cansados, con hambre y por consecuencia nuestro cuerpo pedirá nuevamente más carbohidratos. Este círculo vicioso causa cansancio crónico, descrito por muchos como el síndrome del quemado (burnout).

HISTORIAS **REALES**

MIKE es un médico de 45 años muy exitoso en su práctica, con una hermosa familia y económicamente estable. Un día llegó a mi oficina con varios problemas: una presión arterial elevada que no podía controlar a pesar de estar utilizando dos medicamentos, dolores de cabeza frecuentes y cansancio crónico. Para complicar aún más su caso, su esposa se quejaba de que no la dejaba dormir con sus fuertes ronquidos. Durante la entrevista, también me admitió que estaba muy deprimido y no se lo había confesado a nadie. Durante su juventud había practicado muchos deportes, pero había adoptado un estilo de vida sedentario en los últimos diez años. Este estilo de vida le había hecho ganar unas 40 libras. Llegó a nuestra oficina pesando 245 libras para una estatura de 71 pulgadas.

Luego de platicar por 30 minutos, concluimos que muy probablemente la causa de sus ronquidos, su cansancio y su presión alta se debía a que padecía de Apnea Obstructiva del Sueño a consecuencia de su aumento en peso. Ese mismo día comenzamos un plan de alimentación bajo en carbohidratos y programamos para que se realizara un estudio del sueño que confirmó el diagnostico.

Al cabo de tres meses Mike había perdido 25 libras, su cintura había bajado de tamaño 42 a 36 pulgadas, su presión arterial estaba totalmente controlada y había podido eliminar uno de los medicamentos para tratar su alta presión arterial. Lo más asombroso fue que la depresión desapareció y que recuperó la energía perdida, lo que lo hacía sentir como cuando era un joven deportista. Hoy día Mike ayuda a sus pacientes a mejorar su salud, enseñándoles a cambiar su estilo de vida y su alimentación.

CAPITULO **3**

GRUPOS DE ALIMENTOS QUE DEBO EVITAR

En el capítulo anterior aprendimos que la restricción de carbohidratos es vital para bajar de peso de una forma saludable y sin pasar hambre, lo mismo que para evitar el aumento desmesurado en los niveles de insulina en la sangre. Existe, por otro lado, unos grupos de alimentos que, por su contenido, podrían producir la inflamación de nuestro cuerpo o promover deficiencias nutricionales. Veamos algunos de ellos:

1. Granos como maíz, trigo y arroz

Los granos, en especial el maíz, el trigo y el arroz (sobre todo el trigo), tienen un contenido muy alto de carbohidratos que aumentan marcadamente los niveles de insulina. Ya sabemos la historia, los niveles altos de insulina se asocian al aumento en peso y, en especial, al aumento en grasa abdominal.

Los granos contienen antinutrientes que evitan la absorción de múltiples minerales. Contienen además unos elementos llamados fitatos, que al enlazarse a minerales como zinc, hierro, magnesio y calcio, que son de vital importancia para nuestra salud, provocan que nuestro intestino no absorba los minerales. En el caso del zinc, los estudios científicos asocian su deficiencia con infertilidad en varones; la de hierro, con la anemia. Sin lugar a dudas, evitar los fitatos en nuestra dieta puede ayudarnos a prevenir grandemente estas deficiencias nutricionales.

También los granos, especialmente el trigo, impiden la metabolización de la Vitamina D. Esta deficiencia, sumada a la falta de metabolización de calcio, nos predispone a tener huesos frágiles, lo que aumenta el riesgo de que suframos fracturas. Esta fragilidad en los huesos se conoce como osteopenia y osteoporosis. La incidencia de estas dos condiciones ha tomado proporciones alarmantes, tanto entre mujeres de más de 40 años como entre hombres mayores de 50. Ya se sabe que una dieta alta en granos es una de las principales causas de esta epidemia.

El gluten, una de las proteínas del trigo, puede causar en mayor o menor escala inflamación del intestino, destrucción del tejido intestinal y mala absorción de nutrientes. Estos síntomas se producen por la activación de nuestro sistema inmune, que finalmente termina atacándonos a nosotros mismos.

Si padeces de colitis ulcerativa, síndrome de colon irritable, enfermedad de Crohn, flatulencia y dolores abdominales frecuentes, te recomiendo que hagas esta prueba: evita el consumo de trigo por 28 días. Estoy seguro de que tus síntomas mejorarán.

Es probable que alimentos como el pan, la rosca (bagel), los bizcochos, los cereales, las galletas, la pizza, las pastas, las donas y otros alimentos que contienen trigo, sean los mayores causantes de obesidad y síndrome metabólico. Por esta y muchas otras razones, el consumo del trigo debe evitarse en nuestra dieta.

NOTA: *Es probable que el alimento más nocivo a nuestra salud en la dieta moderna sea el trigo. Para cualquier persona que sufra de obesidad, diabetes o síndrome metabólico, el mejor cambio que puede hacer en su dieta es eliminar el trigo.*

En mi clínica, trato de simplificarles las cosas a mis pacientes. Una de las frases que más les repito es que: "Los siete grandes alimentos que debemos evitar para perder peso son: arroz, pan, pastas, viandas blancas, dulces, postres y bebidas dulces.

2. Viandas Blancas (tales como: papas, ñame, yautía y yuca)

Las viandas blancas tienen un contenido muy alto de carbohidratos que induce a la producción exagerada de insulina y, como ya hemos visto anteriormente, se repite la historia. Este grupo no tiene el efecto inflamatorio ni los antinutrientes de los granos y, generalmente, es muy bien tolerado, pero si tu objetivo es bajar de peso, mejorar tu diabetes o síndrome metabólico, debes evitar este grupo de alimentos.

Mis pacientes se sorprenden cuando les digo que una papa mediana tiene aproximadamente los mismos carbohidratos que dos donas glaseadas de Krispy Kream Doughnuts. Se sorprenden porque por años les han enseñado que la papa es un alimento saludable. Sin embargo, ambos alimentos tienen aproximadamente la misma cantidad de carbohidratos; por lo tanto, tienen el mismo efecto sobre los niveles de insulina.

3. Bebidas dulces (refrescos, jugos, bebidas deportivas)

Una de las mayores fuentes de calorías vacías son las bebidas dulces. Los refrescos, jugos y bebidas deportivas, tienen un índice de saciedad bajo y un contenido de carbohidratos muy alto. Por eso, en el tratamiento de un niño con sobrepeso u obesidad es muy importante eliminarlos de su dieta.

Los medios de comunicación promocionan los jugos como líquidos saludables y fuentes de Vitamina C. Nada más lejos de la realidad. La Vitamina C la podemos obtener abundantemente de los vegetales y algunas frutas sin la necesidad de la gran cantidad de carbohidratos que los jugos contienen. Lo voy a dejar claro: ¡Los jugos no son saludables! Promocionar la Vitamina C en los jugos es solo un truco publicitario.

Debido a que la mayoría de las bebidas deportivas están cargadas de carbohidratos, ingerirlas durante una sesión de ejercicios, básicamente cancela el efecto del ejercicio mismo. Es triste ver cómo personas que tratan de bajar de peso salen a correr y luego de 30 minutos, se toman 20 onzas de una bebida deportiva que aproximadamente contiene 35 gramos de carbohidratos en vez de tomar solo agua. No saben que las bebidas deportivas no son necesarias para saciar la sed. La bebida deportiva por excelencia es el agua.

4. Productos etiquetados como de dieta

Debemos tener cuidado con todos los empaques que clasifican el producto como bajo en calorías (low calorie), bajo en grasa (low fat), libre de grasa (fat free), libre de azúcar (sugar free), sin azúcar añadido (no sugar added) etc. Créeme, si lees algo de esto en un empaque, muy probablemente no debes comprarlo y mucho menos, comerlo. Esto es solo un truco publicitario; la mayoría de estos alimentos son altos en carbohidratos, bajos en nutrientes y generalmente contienen grasas trans que son grasas reconstruidas que contienen los alimentos altamente procesados y que aumentan el riesgo de enfermedad cardiaca. ¡Recuerda, si lo promocionan como que sirve para bajar de peso, generalmente no es bueno para la salud!

En resumen, los alimentos tales como los granos, en especial el trigo, las viandas blancas, las bebidas dulces y los alimentos de dieta altamente procesados deben evitarse. Si en alguna ocasión, los incluyes en tu dieta, inclúyelos dentro del total de carbohidratos que tienes como meta. Por ejemplo, si estás en la Fase 2 (de 50-100 gramos de carbohidratos) y te comes una taza de arroz blanco (50 gramos de carbohidratos), te quedarán 50 gramos disponibles para el resto del día.

Recuerda que lo importante no es lo que uno haga de vez en cuando, lo importante es lo que uno haga la mayoría del tiempo. Yo les hablo a mis pacientes sobre la regla del 80/20. Si el 80% del tiempo comemos de manera saludable, obtendremos un mayor beneficio para nuestra salud, aunque el 20% de tiempo fallemos. Claro está, nuestra meta deber ser comer lo más saludablemente posible.

NOTA: *"Los mejores alimentos no tienen etiqueta"*

HISTORIAS **REALES**

JOHN es un paciente que llegó a mi oficina buscando ayuda acompañado de su esposa. En ese momento pesaba 315 libras y tenía una traqueostomía que lo ayudaba a respirar ya que había sufrido una pulmonía bilateral y, debido a su obesidad, hubo que colocarle un tubo endotraqueal y conectarlo a un ventilador mecánico que lo ayudara a respirar mientras recibía tratamiento con antibióticos. Así estuvo por espacio de un mes. Debido al tiempo prolongado que estuvo conectado al ventilador, los médicos decidieron practicarle la traqueostomía con que llegó a mi oficina.

John llegó a mi oficina muy deprimido por la situación que estaba atravesando. Inmediatamente le diseñamos un plan nutricional en el que bajamos el consumo de carbohidratos y usamos la grasa como fuente principal de energía. Le eliminamos igualmente los alimentos inflamatorios. John fue muy disciplinado con su plan nutricional. Al cabo de 6 meses había perdido 50 libras y pudimos removerle la cánula que le facilitaba la respiración. Todavía puedo ver en mi mente la sonrisa de John el día que logró respirar de manera natural. Hoy día ha seguido perdiendo peso y tiene una vida normal y feliz junto a su esposa.

CAPITULO **4**

¿QUÉ DEBO COMER?

Esta es una pregunta que muchos de mis pacientes me hacen todos los días. ¿Qué debo comer para perder peso y ganar salud? Es una pregunta válida, interesante e importante, más aún cuando hay tantos libros, sitios en internet y agencias de gobierno, todos predicando un estilo de comer diferente y cada uno reclamando que sus recomendaciones son las correctas.

Durante los últimos 4 años he estudiado ampliamente sobre sobre el tema de la nutrición. He leído prácticamente cada libro publicado, cada artículo científico sobre este tema y he revisado innumerables sugerencias de dietas. He estudiado a profundidad qué comieron nuestros ancestros y qué comen diferentes culturas que aún no han sido tocadas por la dieta moderna. Sobre todo, he escuchado el sentir de mis pacientes, sus luchas y sus frustraciones; me he identificado con todos ellos y, con el deseo de ayudarlos que Dios ha puesto en mi corazón, he llegado a la conclusión de lo que debe ser una dieta saludable. De ninguna manera pienso que tengo todas las claves y que lo sé todo; porque el conocimiento es un largo camino que se recorre todos los días y no se detiene en un punto definido.

Por todo lo dicho, me animo a recomendarte los grupos de alimentos que deben comprender el grueso de tu dieta.

1. Carne animal

Los animales son una fuente de proteínas necesaria para la salud de nuestros huesos, corazón, tendones y músculos. Las grasas provenientes de los animales son parte integral de las membranas celulares y de las hormonas sexuales (estrógeno en las mujeres y testosterona en los hombres); nos ayudan además a mantener una buena masa muscular. Las grasas NO son nuestras enemigas, al contrario, deben ser nuestra principal fuente de energía. Mientras más carnes incluyas en tu dieta, te sentirás saciado por periodos más largos de tiempo, y notarás que puedes pasar más tiempo sin comer. Para efectos de la contabilización de carbohidratos, las carnes no contienen carbohidratos; por lo tanto, las cantidades que puedes comer son literalmente ilimitadas. Vas a notar, sin embargo, que el propio cuerpo te va a indicar cuándo se siente satisfecho. A esto lo llamo consumo auto-limitado de alimentos.

Las carnes de aves, de res, de cerdo y de pescado son muy importantes en nuestra dieta, por lo que es importante también la manera en que se cocinan. Puedes cocinarlas al horno, a la plancha, a la parrilla, guisadas o al vapor. Debes evitar freírlas en aceite de maíz, lo mismo que empanarlas porque disminuyes su valor nutricional. No les quites la piel a las aves ni la grasa a tu carne de res, recuerda que la grasa animal no es tu enemiga; al contrario, es saludable. Así que afila tranquilamente el tenedor con el cuchillo y cómete a gusto la carne de tu predilección.

2. Vegetales

Los vegetales son vitales en la dieta ya que son bajos en carbohidratos y altos en vitaminas, minerales y fibra. Es el alimento perfecto para acompañar las carnes. Frescos o congelados son de excelente calidad, aunque los enlatados debemos evitarlos mientras sea posible, debido a la presencia de preservativos. Mientras más colores tenga el plato, mejor: naranja (calabaza, zanahorias), rojo (pimiento, tomate, etc.) y verde (espinaca, brócoli, pepinillo, lechuga, repollo, etc.). Estos alimentos pueden ser ingeridos en cantidades ilimitadas por su bajo contenido en carbohidratos y su alto valor nutricional. La carne animal (aves, res, cerdo, pescado) y los vegetales deben comprender el mayor número de alimentos de nuestra dieta. Debemos hacer un esfuerzo por aumentar la cantidad de vegetales que consumimos diariamente.

3. Frutas

Las frutas son una excelente fuente de vitaminas y minerales, pero deben ser consumidas con moderación. En la Fase I, deben ser limitadas a unas cuantas moras (berries), pero según subimos a las Fases II y III puedes aumentar su consumo. Debes elegir aquellas frutas con menor contenido de carbohidratos como lo son las bayas (berries, blackberries, blueberries, strawberries), el melón de agua, el cantalupo, la toronja, el aguacate, el coco y las aceitunas.

Los atletas que ya han alcanzado el peso deseado, se benefician cuando aumentan un poco más el consumo de frutas, especialmente justo después del ejercicio, lo que les permite reabastecerse de glicógeno (la forma en que se almacena glucosa en nuestros músculos). Pero si no eres atleta y tu meta es perder peso, el consumo de frutas debe de ser menor.

4. Semillas como nueces y almendras

Este tipo de semillas son bajas en carbohidratos y muy ricas en ácidos grasos que han probado tener propiedades antinflamatorias y proteger nuestro corazón. Estas son excelentes para meriendas y acompañan muy bien las ensaladas.

5. Lácteos bajos en carbohidratos y altos en grasas

Los lácteos bajos en carbohidratos y altos en grasas son una excelente fuente de proteína, calcio y grasas saludables. En este grupo se incluyen los quesos, la mayonesa, la crema de leche, la mantequilla y el yogurt griego con grasa (full fat greek yogurt). Evita lácteos que dicen libre de grasa (fat free) o bajo en grasa (low fat). A estos lácteos a los que les disminuyeron la grasa, les aumentan los carbohidratos. Además, ya tú debes haber entendido que la grasa no es tu enemiga; al contrario, debe ser tu principal fuente de energía.

> *NOTA: Si eres intolerante a la lactosa*
>
> *La intolerancia a la lactosa es la inhabilidad para digerir lactosa (el carbohidrato de la leche). Se caracteriza por dolor abdominal, distención abdominal, flatulencia o diarrea luego de ingerir lácteos. Aproximadamente el 70% de la población puede ser intolerante a la lactosa en menor o mayor escala. Por esta razón, los lácteos son un grupo de alimentos que resulta opcional. Si no los toleras, evítalos.*

6. Huevos

Los huevos son el alimento más difamado en los últimos 30 años; todos los han identificado como una fuente maligna de colesterol. Nada más lejos de la realidad. El huevo es uno de los alimentos más nutritivos que puedes consumir por menos dinero. Es rico en proteínas, grasas saludables y tiene un índice de saciedad alto. Además, es una excelente fuente de vitaminas y minerales tales como las vitaminas A y E , B1, B2, B5, B12, y los minerales como selenio, magnesio, potasio, zinc, calcio e hierro. En fin, como vemos, es un súper alimento. Y como si fuera poco, debido a que se puede preparar de muchas formas, se convierte en un deleite al paladar.

Resulta sorprendente ver la cara de asombro que ponen mis pacientes cuando les digo que no hay estudios científicos que prueben que los huevos causan enfermedad cardiaca y que por lo tanto, pueden comer todos los que deseen. Siempre les digo que si les gusta hacer un buen desayuno, es probable que la mejor opción sea comer huevos preparados de la forma que más lo disfruten. Todos me confiesan más tarde que luego de desayunar huevos, se sienten satisfechos y pueden estar más horas sin tener hambre. Sin embargo, comentan que cuando desayunaban avena o cereales, a las dos horas, ya tenían hambre y volvían a comer.

Para concluir, estos seis grupos de alimentos deben comprender la mayor parte de nuestra dieta. Cuando centramos nuestra alimentación en estos alimentos, evitaremos las enfermedades más comunes de nuestra sociedad, tales como la Diabetes Tipo 2, el síndrome metabólico, el ovario poliquístico, la apnea del sueño, la hipertensión, las enfermedades cardiacas, el hígado graso (así como lo lees; el tratamiento del hígado graso consiste aumentar las grasas y bajar los carbohidratos en la dieta), las enfermedades inflamatorias e inclusive algunos tipos de cáncer. Si los ingieres podrás estar seguro de que mantendrás una buena salud. Después de todo, estos alimentos que te recomendamos son deliciosos y te harán sentir lleno de energía.

Puede que al leer esto, te asalten las dudas, pues la propaganda te ha bombardeado con mucha información incorrecta o contradictoria por los últimos 30 años. Recuerda que tu cuerpo es tu mejor laboratorio. Te reto a que intentes comer por cuatro semanas como te recomendamos en este libro. Después de todo, 28 días en la existencia del ser humano es poco tiempo. Si no te sientes mejor al cabo de estas cuatro semanas, puedes volver a tus hábitos alimentarios anteriores. Te garantizo que te vas a sentir mejor y le vas a recomendar este libro a un amigo. ¡Ánimo! ¡Es hora de comenzar! Tú puedes mejorar tu salud comenzando con la próxima comida.

NOTA: *El mayor determinante de nuestra salud es lo que comemos. Nuestra dieta debe estar basada en la ingestión de carne animal, vegetales, huevos, nueces, almendras y una cantidad moderada de frutas. Los lácteos bajos en carbohidratos son un grupo opcional para aquellos que los toleran bien.*

El mito del colesterol alto

El colesterol es una de las moléculas más importantes en el cuerpo. Es parte integral de la membrana de nuestras células, de las hormonas sexuales (estrógeno y testosterona), es la pieza más importante de otras hormonas y es precursor de la Vitamina D (que se manufactura cuando los rayos ultravioletas reaccionan con el colesterol cercano a la superficie de la piel). Las mayores lipoproteínas transportadoras de colesterol son la lipoproteína de muy baja densidad (VLDL por sus siglas en inglés) y la lipoproteína de baja densidad (LDL). El VLDL se produce en el hígado, mayormente para transportar triglicéridos, que aumentarán marcadamente en las dietas altas en carbohidratos. Los triglicéridos altos representan un factor de riesgo de enfermedades cardiacas. El VLDL, luego de transportar sus nutrientes, se vuelve más pequeño y se convierte en LDL. El LDL, también llamado colesterol malo, existe en nuestro cuerpo de dos formas: uno que es pequeño y denso y otro que es grande y blando. El LDL grande y blando no se asocia a enfermedades cardiacas, pero el LDL pequeño y denso, se adhiere a las paredes de las arterias, donde se oxida y se inflama produciendo enfermedades cardiacas. Como podemos ver en la explicación que acabo de dar, un aumento de los triglicéridos en la sangre y la presencia de subpartículas del LDL (la pequeña y densa) como consecuencia de una dieta elevada en carbohidratos, produce enfermedades cardiacas. Una dieta convencional alta en carbohidratos, producirá un exceso de insulina, triglicéridos altos y aumento en el subgrupo de LDL pequeño y denso, lo que aumentará el riesgo de enfermedades cardiacas.

Por otra parte, una dieta baja en carbohidratos, producirá una reducción de ambas partículas (triglicéridos y el LDL pequeño y denso), lo que reducirá el riesgo de contraer enfermedades cardiacas. De otra parte, el HDL que generalmente aumenta en las dietas bajas en carbohidratos, nos protegerá contra estas enfermedades.

HISTORIAS **REALES**

Xaymara es mi hermana biológica y tiene 36 años. Trabaja a tiempo completo en una posición ejecutiva para una compañía farmacéutica en el estado de Illinois y tiene una hermosa niña de 9 años con necesidades especiales. El estrés que le provoca su trabajo y los problemas de salud de su hija hicieron que mi hermana descuidara su salud y buscara refugio en la comida. Este verano, cuando estuvo de visita en nuestra casa, me sorprendió lo mucho que se había deteriorado su salud; tenía presión alta y a pesar de que tomaba tres medicamentos diarios no lograba estabilizarla. Nos decía: "No puedo ni doblarme para amarrarme los zapatos porque me falta el aire". Luego de una conversación como hermano mayor (este comentario me va a costar caro cuando mi hermana lo lea), comenzamos a delinear un plan nutricional. Ella comenzó a contabilizar los carbohidratos, aumentar las grasas saludables y a eliminar los alimentos inflamatorios de su dieta. Xaymara partió hacia Illinois, pero al cabo de 5 semanas, cuando regresó nuevamente de visita a Puerto Rico, me quedé atónito; había bajado 15 libras de su peso (de 180 libras a 165), el diámetro de su abdomen había bajado considerablemente y estaba vibrante de energía, además de que su presión arterial estaba controlada.

En esa ocasión fuimos juntos de caminata y logró caminar 3 millas conmigo. ¡De no poderse amarrar los zapatos, pasó en cinco semanas a caminar 3 millas, solo consumiendo una dieta correcta y saludable! Hoy Xaymara sigue perdiendo peso y llevando un estilo de vida saludable. ¡Estoy sumamente orgulloso de mi hermanita!

CAPITULO **5**

MI CUERPO FUE CREADO PARA MOVERSE

Dios diseñó nuestro cuerpo para moverse libremente. Cuando mantenemos nuestro cuerpo en movimiento, mantenemos un corazón fuerte, unos pulmones saludables, fortalecemos nuestras articulaciones y tendones mientras desarrollamos una red capilar amplia y efectiva, capaz de llevar oxígeno a cada tejido de nuestro cuerpo.

Cuando nos movemos tenemos mayor masa muscular. Los estudios científicos demuestran que a mayor masa muscular, mejor calidad de vida y mayor expectativa de vida. O sea, vivimos mejor cuando somos más musculosos. ¿Deseas tener buena calidad de vida y que al mismo tiempo sea duradera? Pues tienes que comenzar a moverte para aumentar tu masa muscular.

El problema es que la sociedad moderna nos ha convertido en personas sedentarias. Nuestros trabajos, en su mayoría, son trabajos de escritorio que nos exigen muy poca actividad física. Pasamos demasiado tiempo frente al televisor, a las computadoras, a los celulares y a las tabletas. Usamos los vehículos de motor para todo. Jamás caminamos o pedaleamos para llegar a nuestro destino.

Para que nuestra genética se transforme de tal manera que seamos más delgados, más musculosos, más agiles, más rápidos y más fuertes, tenemos que ejercitarnos. Si queremos tener larga vida sin limitaciones, ejercitarse es de vital importancia. Un buen programa de ejercicio tiene 3 componentes:

1. Movimiento lento pero frecuente

Moverse lenta, pero frecuentemente es la base (y la parte más importante) de un buen programa de ejercicios. Me refiero principalmente, a caminar y/o a pedalear a un paso cómodo. Un paso cómodo es un paso que te permita hablar en oraciones completas mientras te mantienes en movimiento. Fuimos creados para caminar, por lo que si nuestra salud lo permite, debemos hacerlo todos los días. Si estamos comenzando un régimen de ejercicios, debemos comenzar caminando en una superficie plana algunos minutos al día de acuerdo a nuestra condición física. Según mejoremos, aumentaremos el tiempo y añadiremos superficies más retantes como cuestas, arena o caminar en medio de la naturaleza.

NOTA: *¡Nuestros antepasados caminaban entre 6 y 16 kilómetros al día! ¡Fuimos creados para caminar! Somos más felices cuando caminamos.*

Nuestras caminatas deben ser la base de nuestro programa de ejercicios. Mi recomendación es que debes hacer de tu tiempo de caminar un proceso divertido y emocionante. Camina con amigos, con un perro, forma un grupo de caminantes, cambia de lugar frecuentemente para que tu caminata sea toda una aventura. Caminar es uno de mis pasatiempos preferidos, no solo beneficia mi salud física, sino también mi salud emocional. Pocas cosas me quitan el estrés como una buena caminata en medio de la naturaleza con mi perro Ricardo.

Cuando mis pacientes comienzan a bajar de peso y su salud se lo permite, comienzan a caminar. ¡El cambio es sorprendente! A los pocos días, el ánimo les aumenta, se sienten más felices, les disminuye la ansiedad y su autoestima mejora. Ellos me preguntan: ¿Por qué me siento tan bien emocionalmente cuando camino? Yo siempre les respondo: "Porque el ejercicio es un antidepresivo natural". Es la verdad, el ejercicio aumenta la producción en el cerebro de una sustancia llamada serotonina, la sustancia que mejora nuestro estado de ánimo, disminuye la ansiedad y nos hace sentir más felices. La mayoría de los medicamentos antidepresivos trabajan aumentando los niveles de serotonina en el cerebro; sin embargo, el ejercicio aumenta la producción de serotonina de manera natural. Por consecuencia, es mejor el "antidepresivo natural" sin los efectos secundarios de los medicamentos.

Cuando hacemos ejercicios nuestro cuerpo secreta endorfinas, unas sustancias que son químicamente parecidas a la morfina. Las endorfinas disminuyen la percepción de dolor y es común ver en mis pacientes, que cuando comienzan a hacer ejercicio, los dolores disminuyen. Siempre recuerdo a Rosa, una paciente obesa con diagnóstico de fibromialgia (condición que se caracteriza por dolores agudos en diferentes partes del cuerpo) que sufría constantes dolores en todo el cuerpo. Rosa comenzó a perder peso y le recomendé comenzar a caminar. Al cabo de un mes me sorprendí cuando me dijo que le encantaba caminar y que esto le disminuía los dolores hasta el punto de que no necesitaba sus medicamentos para el dolor. ¡Gracias a Dios por las endorfinas! Creo que si tu salud te lo permite es hora de comenzar a caminar.

2. Realiza ejercicios de resistencia de 2 o 3 veces por semana

Levantar cosas pesadas aumenta nuestra masa muscular y fortalece los huesos. Desde el punto de vista estructural, los ejercicios de resistencia aumentan la masa muscular tanto en hombres como en mujeres. Está probado que este aumento en masa muscular extiende nuestro tiempo de vida, lo mismo que mejora la calidad de vida que vivimos, pues nos permite realizar tareas que requieren fuerza con eficiencia y seguridad. Igualmente está asociado con la reserva metabólica de nuestros órganos, lo que significa que nuestros riñones, hígado, corazón y pulmones funcionarán mejor y por más tiempo. Al aumentar nuestra masa muscular, nuestros órganos serán más resistentes a las enfermedades.

Uno de los mayores problemas que presentamos según envejecemos es la pérdida de la densidad de los huesos (osteoporosis), lo que a su vez lleva a aumentar el riesgo de fracturas, especialmente en las mujeres. Todos hemos escuchado a algún familiar o amigo decir que tiene huesos frágiles o que se cayó y sufrió una fractura. Pues lo mejor que podemos recomendarles para fortalecer la densidad ósea es hacer ejercicios de resistencia. Estos ejercicios no solo fortalecen los huesos, sino que mejoran la movilidad y, a la larga, ayudan a prolongar la vida.

Ningún medicamento fortalece tanto los huesos como el ejercicio.

Los ejercicios de resistencia, sumados a dormir las horas necesarias de sueño y a una alimentación baja en carbohidratos aumentan la producción de la hormona de crecimiento o GH (Growth Hormone) por sus siglas en inglés. Esta hormona lentifica el proceso de envejecimiento de nuestro cuerpo. Con razón escuchamos decir que "los ejercicios con pesas son la fuente de la juventud".

Entre los ejercicios de resistencia encontramos las lagartijas (pushups), las dominadas (pullups), las sentadillas (squats), la plancha (plank) y las zancadas (lunges) para los que utilizamos nuestro cuerpo como resistencia. Estos ejercicios trabajan de forma completa todo nuestro cuerpo, aumentan la secreción de la hormona de crecimiento, la masa muscular y la densidad del hueso, aparte de que ayudan a prolongar la vida útil. Estos ejercicios también mejoran la propiocepción o la percepción inconsciente de los movimientos del cuerpo en relación a nuestro entorno; por lo tanto, al hacerlos mejoraremos tanto el balance como el equilibrio y la agilidad, lo que nos evitará caídas y fracturas en la edad adulta.

El ejercicio de resistencia también puede incluir ejercicios con pesas, que se pueden usar como una progresión de los ejercicios de resistencia con el cuerpo o en combinación con ellos. Muy pocas cosas lentifican tanto el envejecimiento como los ejercicios con pesas. No estoy hablando de movimientos que aíslan partes pequeñas del cuerpo como las flexiones de bíceps, por ejemplo, que no provocan el beneficio metabólico y hormonal necesario, sino de movimientos que incluyan múltiples grupos musculares tales como:

✓ Sentadillas (squats)
✓ Press de banca (Bench press)
✓ Pesas para hombros (Shoulder press)
✓ Dominadas con peso (Pullups)
✓ Peso muerto (dead lift)

Este tipo de movimientos con pesas que incluyen múltiples grupos musculares provee un beneficio hormonal, metabólico y de composición corporal sin igual.

Estos ejercicios de resistencia se deben llevar a cabo 2 o 3 veces por semana solamente. Durante estas sesiones, que no deben ser más largas de 30 minutos, la fibra muscular se rompe y luego, durante el reposo, se reconstruye para crear fibras musculares más fuertes. Para que este proceso ocurra, el reposo debe ser mínimo de 24 horas, entre una sesión y otra.

Nota para los hombres

Los ejercicios de resistencia son de vital importancia para los hombres porque provocan un aumento en dos hormonas muy importantes: la hormona de crecimiento y la testosterona. El aumento en estas hormonas se traduce en el desarrollo de una mayor masa muscular, menos grasa en el abdomen, mayor fuerza física, más ánimo, menos incidencia de impotencia, aumento en la libido (deseo sexual) y detención del proceso de envejecimiento.

El ejercicio puede salvar tu vida

En mi práctica hospitalaria como médico internista y neumólogo, a diario veo personas a quienes el ejercicio pudo haberles salvado la vida. Te voy a contar un caso:

José era un paciente de 55 años con historial de obesidad, alta presión y diabetes. Como nunca hacía ejercicios, tenía pobre balance y unos huesos débiles. Un día salió al patio de su casa, tropezó, y como no pudo mantener su balance, se cayó. Como consecuencia de esta caída sufrió una fractura de cadera que lo llevó al hospital, donde estuvo 72 horas en cama. Estando allí contrajo una pneumonía (pulmonía) y su oxígeno bajó tanto que terminó conectado a un ventilador mecánico. Su condición se agravó cuando sus pulmones se inflamaron aún más y al cabo de dos semanas José murió dejando a su familia devastada.

Cuando miramos este caso retrospectivamente, entendemos que esta muerte pudo haberse evitado. Un programa de ejercicios que hubiera mantenido la agilidad, el buen sentido de balance y los huesos fuertes de José habría evitado esta tragedia. Este es solo uno de los muchos casos que veo diariamente en que el ejercicio pudo haberle salvado la vida a un paciente.

3. Jugar

Cuando somos niños, gran parte de nuestro ejercicio se traduce en forma de juego. ¿Recuerdas la alegría de aquellos momentos cuando no nos importaba sudar por diversión y cuando no había placer más grande que correr a toda velocidad? En algún momento, según fuimos creciendo, todo cambió. El estrés de los estudios universitarios, el trabajo, los hijos, las cuentas por pagar y las tareas del hogar entre muchas otras cosas consumen todo nuestro tiempo, inclusive, el tiempo no nos alcanza para hacer las tareas. En todo este proceso de crecimiento y maduración, es que perdemos el deseo, el placer y el interés por jugar.

La realidad es que debemos volver a nuestra niñez. Jugar tiene efectos tan beneficiosos como:

- ✓ Mejorar la condición física
- ✓ Ayudarnos a perder peso
- ✓ Mejorar nuestra autoestima
- ✓ Aliviar la depresión
- ✓ Mejorar las relaciones interpersonales
- ✓ Aumentar nuestra agilidad mental
- ✓ Divertirnos

Por lo menos una vez a la semana debemos jugar, hacer algo que nos guste y nos apasione. Busca en tu mente algo que te guste hacer y no lo pienses más, hazlo. Es hora de jugar baloncesto, voleyball, practicar el "paddle board", bailar, pedalear, ir de kayak, o cualquiera otra actividad que te plazca. Vivimos en un mundo que conspira para robarnos nuestro preciado tiempo. No te lo dejes robar, busca el espacio en tu agenda para jugar y divertirte.

Es hora de empezar a movernos. Los beneficios del ejercicio van más allá de los beneficios físicos porque incluye beneficios mentales y emocionales. Así que, ¡a movernos! Comienza con pequeños pasos. Camina esos primeros diez minutos y verás la diferencia.

Diagrama representativo de cómo debemos dividir nuestro tiempo de ejercicio por semana.

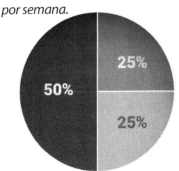

- ● Caminar o pedalear a paso lento que podemos hablar en oraciones completas de 3-5 horas
- ● Ejercicio de resistencia de 2 - 3 veces por semana. (Sesiones no mas largas de 30 minutos)
- ● Jugar o practivar algun deporte que nos guste·.

HISTORIAS **REALES**

RAYMOND ha sido un paciente muy especial para mí; fue mi primer paciente con problemas bariátricos. Su caso fue un gran reto y despertó en mí una gran pasión por la bariatría o la medicina de la obesidad. Raymond llegó a mi consultorio referido por su hermana, que también era mi paciente. Llegó buscando una segunda opinión, ya que su anterior neumólogo le había pronosticado un año de vida. En aquel momento pesaba 580 libras en un cuerpo de 72 pulgadas de alto; tenía múltiples problemas médicos, entre ellos presión arterial alta y baja oxigenación, por lo que dependía de un tanque de oxígeno para vivir; se fatigaba con solo dar unos pocos pasos; tenía depresión y había perdido todas las esperanzas de recuperar su salud. Su lista de medicamentos era enorme y apenas podía moverse. Ese mismo día, luego de una larga entrevista motivacional comenzamos a diseñar un plan nutricional. El caso de Raymond era tan severo que tuvimos que citarlo semanalmente. Lo primero que hicimos fue eliminar de su dieta todos los granos como maíz, trigo y arroz. Además, le eliminamos las viandas blancas, las bebidas dulces y los azúcares simples. ¡Algo maravilloso comenzó a suceder! Raymond comenzó a perder peso a un ritmo acelerado, la inflamación de sus rodillas disminuyó, comenzó a caminar, cada día podía pasar más tiempo sin oxígeno y lo mejor de todo, comenzó a sonreír. Cada semana fue motivo de celebración. Al cabo de dos años, ya había perdido 270 libras. Actualmente camina de 3 a 4 millas diarias, ya no usa oxígeno y desde aquel momento cuando le diagnosticaron un año de vida ya han pasado cuatro años gozando de una vida completamente saludable y normal.

CAPITULO **6**

DORMIR...
VITAL PARA LA
BUENA SALUD

Cuando se habla de buena salud y de perder peso, muchas veces obviamos uno de los elementos más importantes, el sueño. La función del sueño es restaurar los tejidos, mantener la interacción saludable entre las neuronas de nuestro cerebro y, básicamente, recargar energía para el próximo día. La comunidad científica reconoce que privar completamente del sueño a un ser vivo lo llevará a la muerte.

Como médico especialista en sueño, puedo ver todos los días los efectos devastadores que tiene el no dormir el tiempo suficiente o el no tener calidad de sueño. Cuando no se atienden estos dos importantes aspectos, notaremos que el paciente desarrolla:

- ✓ Depresión
- ✓ Ansiedad
- ✓ Inhabilidad para perder peso
- ✓ Pérdida de memoria
- ✓ Hipertensión (alta presión arterial)
- ✓ Diabetes
- ✓ Envejecimiento prematuro
- ✓ Debilitamiento de su sistema inmunológico (aumenta su receptividad a infecciones)

Dormir es de vital importancia porque tiene un efecto anti-envejecimiento. La razón es sencilla, la hormona de crecimiento solo se secreta durante el sueño profundo, lo que se conoce en medicina del sueño como el Estado 3 de sueño o sueño de onda lenta. Cuando no dormimos lo suficiente o no dormimos profundamente, no se secreta esta hormona; por lo tanto, envejecemos más temprano.

En el caso de los niños, esta hormona de crecimiento es sumamente importante. Los niños que no duermen bien, como por ejemplo los que padecen de apnea obstructiva del sueño, o los niños que no duermen el tiempo suficiente, ven afectado su crecimiento. Así como lo lee, los niños que no duermen lo suficiente no alcanzan su máximo potencial de crecimiento.

Durante el sueño se consolida la memoria (literalmente cuando no dormimos no tenemos la capacidad de aprender y recordar). Gracias al dormir, se mantiene un sistema nervioso saludable. El no dormir lo necesario, es hoy día una de las mayores causas de malas calificaciones en la escuela, disminución de productividad en el trabajo, depresión y falta de ánimo o energía.

Siempre recuerdo a Janice, una paciente de 22 años, estudiante universitaria. Había acudido a mi clínica con un problema de sobrepeso. También me indicó que no podía recordar lo que estudiaba y que había bajado sus calificaciones. Cuando la entrevisté me di cuenta de que por la noche tenía adicción a los equipos electrónicos y que, en promedio, solo dormía de 3 a 5 horas diarias. Le expliqué que muy probablemente la razón de su bajo desempeño académico era debido a la falta de horas de sueño. Comenzamos con evitar los equipos electrónicos a la hora de dormir, creamos una rutina de sueño y obviamente, cambiamos sus hábitos alimentarios. Al cabo de un mes, Janice había perdido 8 libras, estaba durmiendo un promedio de 7 horas y su capacidad para aprender y recordar había vuelto a la normalidad.

Está científicamente comprobado que cuando no dormimos suficientemente, nuestro sistema se compromete y somos más susceptibles a infecciones. Recuerdo claramente cómo en la universidad tenía la pésima costumbre de estudiar a última hora para mis exámenes. Las últimas 48 horas previas al examen casi no dormía, estudiando, y la consecuencia siempre fue la misma: sacaba buena calificación en mi examen pero el día después comenzaba con una infección de la vía respiratoria alta que terminaba en un catarro. La razón de mi catarro era muy sencilla; mi sistema inmune estaba débil porque no había dormido lo suficiente. Dormir entre 7-9 horas es vital para tener un sistema inmune saludable y evitar infecciones.

La falta de sueño, crea estrés sobre nuestro cuerpo y el estrés es enemigo de perder peso. Siempre que aumenta el estrés crónico (estrés sostenido a lo largo del tiempo) se va a producir un aumento en los niveles de una hormona que se llama Cortisol. Esta hormona promueve el aumento de grasa en la región del abdomen. Por esta razón, dormir la cantidad adecuada de tiempo es de vital importancia para la buena salud y para lograr perder peso.

Por esta razón es común ver en gente que trabaja turnos rotativos o turnos nocturnos, como enfermeros, policías y personal de emergencias médicas, que tienden a aumentar de peso y se les hace difícil volver a bajar de peso. La razón es simple, la gente que trabaja turnos rotativos o nocturnos termina durmiendo menos horas diarias en promedio.

La cantidad de sueño necesaria varía de acuerdo a la edad. En los niños esta necesidad es mayor que en los adultos. En los adultos la necesidad de sueño varía por individuo, pero generalmente va entre 7 a 9 horas al día. Menos de esto, generalmente provoca privación crónica de sueño con todos los efectos adversos que ya mencionamos anteriormente. Debemos de asegurarnos de dormir la cantidad de horas adecuadas.

Nota: *Estudios científicos muestran que dormir menos de 7 horas al día aumenta las probabilidades de morir.*

La epidemia de apnea obstructiva del sueño

La apnea obstructiva del sueño ocurre cuando al dormirnos, nuestra vía aérea superior se obstruye, lo que impide que podamos respirar bien. Esto provoca que despertemos constantemente para buscar aire, lo que evita que tengamos un sueño reparador. Los ronquidos fuertes, el sueño no restaurador, el cansancio, el dolor de cabeza en las mañanas, la dificultad para respirar o la sensación de ahogo en las noches, la falta de ánimo, los problemas de memoria y la presión arterial alta son algunos de los síntomas propios de esta condición. La apnea del sueño es responsable de problemas cardiacos, problemas matrimoniales, problemas de aprendizaje, envejecimiento prematuro y problemas emocionales.

La principal causa de apnea del sueño es el sobrepeso y la obesidad (aunque existen otras causas, por supuesto). Hoy día la apnea del sueño es común en niños y adultos, pero en la mayoría de estos casos podría resolverse o mejorar la condición simplemente bajando de peso.

Tan importante como dormir la cantidad adecuada de tiempo, lo es también la calidad del sueño que se tenga. Para que el sueño sea de calidad, tenemos que tener un ambiente adecuado y una actitud mental adecuada. Si queremos dormir bien, debemos:

- ✓ Evitar la luz fuerte una hora antes de dormir.
- ✓ Evitar las tabletas y el celular una hora antes de dormir. (La luz de las tabletas y los celulares es muy brillante y dificulta el inicio del sueño).
- ✓ Evitar la televisión una hora antes de dormir.
- ✓ Leer con una luz que enfoque en la lectura, nunca en nuestros ojos, si es que no tiene sueño.
- ✓ Mantener baja la temperatura del cuarto.
- ✓ Mantener el cuarto oscuro, con la luz apagada.
- ✓ Ejercitarse durante el día.
- ✓ Evitar pensar en problemas y situaciones de estrés.
- ✓ Hacer con fe una oración. Es muy reconfortante terminar el día con una oración, poniendo en las manos de Dios todas nuestras tribulaciones y tristezas. El Salmo 4:8 dice: "En paz me acostaré y asimismo dormiré; porque solo Tú, Jehová, me haces vivir confiado".
- ✓ Apagar la alarma del despertador o del celular de vez en cuando y sustituirla por música suave. Levantarse con el estrés que provoca una alarma no es lo más adecuado para comenzar el día.
- ✓ Crear una rutina para irse a la cama todos los días a la misma hora.

En conclusión, el sueño es vital para la vida y la buena salud. No debes subestimar el tiempo que dedicas a dormir. Crea una rutina y, ¡a dormir bien!

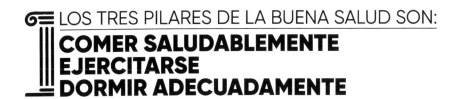

LOS TRES PILARES DE LA BUENA SALUD SON:

**COMER SALUDABLEMENTE
EJERCITARSE
DORMIR ADECUADAMENTE**

HISTORIAS **REALES**

MARÍA es una paciente que llegó a mi oficina referida por una colega. En aquel momento tenía 50 años y su peso era de 342 libras para una estatura de 65 pulgadas. Su obesidad le había provocado un problema severo de edema (acumulación excesiva de líquidos) en sus piernas y úlceras que no sanaban. Solo podía caminar con la ayuda de un andador. Como si sus problemas médicos no fueran suficientes, María también padecía de baja autoestima producto de acoso constante en el trabajo. En su primera cita comenzamos a diseñar un plan de trabajo que consistía en controlar la cantidad de carbohidratos que ingería diariamente. Eliminamos los alimentos inflamatorios y aumentamos las grasas antinflamatorias. En las primeras dos semanas ya había perdido 10 libras y el edema de sus piernas había disminuido considerablemente. Al cabo de seis meses había perdido 35 libras, el edema de sus piernas se resolvió completamente y las úlceras sanaron. Hoy camina sin la ayuda del andador y su autoestima ha mejorado significativamente, hasta el punto que ahora ella educa a sus compañeros de trabajo sobre la forma correcta de alimentarse.

CAPITULO **7**

OTRAS CONDICIONES QUE PODRÍAN MEJORAR

Hemos hablado en detalle sobre la dieta baja en carbohidratos y sobre cómo puede mejorar la salud si eliminas los alimentos inflamatorios. Hemos hablado en los capítulos anteriores sobre cómo este tipo de alimentación va a controlar tu peso, a bajar tus niveles de azúcar en la sangre, a controlar tu presión arterial y a evitar el síndrome metabólico. Sin embargo, hay muchas otras condiciones o complicaciones que podrían mejorar con el plan nutricional presentado en este libro. En este capítulo quiero hablar brevemente acerca de algunas de ellas.

1. El asma

El asma es una condición que provoca la inflamación de los bronquios. Esta inflamación puede ser causada por sustancias que provocan alergia o por sustancias que irritan la vía aérea, como pueden ser los ácaros, el polvo, el humo, la contaminación ambiental, los hongos y las esporas. Aun sabiendo que estos pueden ser detonantes del asma, se hace imposible en algunas ocasiones encontrar el origen de la inflamación bronquial. Esta condición se caracteriza por episodios de tos, sibilancia, dificultad para respirar, sensación de pecho apretado y episodios en los que el paciente se despierta en medio de la noche con dificultad para respirar.

La incidencia de asma ha mostrado un gran aumento en todas partes del mundo. En Puerto Rico, donde yo practico la medicina, la incidencia es muy alta, inclusive la del tipo de asma que no responde adecuadamente a medicamentos. En mi práctica como Neumólogo, tengo muchos pacientes que aun cuando toman una variedad de medicamentos, no pueden controlar su asma y viven una vida con muchas limitaciones.

Muchos de los pacientes que presentan asma que no se controla tienen sobrepeso u obesidad y acumulación de grasa en el área abdominal. Los estudios apuntan a que este aumento de grasa abdominal está ligado al desarrollo de asma o al deterioro del asma ya existente. La razón para esto es que los adipocitos (las células de grasa) que están en el abdomen, secretan sustancias inflamatorias (adipoquinas) que inflaman los bronquios produciendo síntomas de asma. En mi práctica, es impresionante ver pacientes que al bajar el primer 5 o 10 % del peso, presentan mejoría significativa en sus síntomas de asma.

Un caso interesante es el de Josefa, una paciente de 41 años con diagnóstico de asma y obesidad; pesa 200 libras para 62 pulgadas de estatura. Ha estado asistiendo a mi clínica por los últimos cuatro años. Al comienzo, su asma era tan severa que, a pesar de que utilizaba cuatro medicamentos, tenía hospitalizaciones mensuales. Durante las hospitalizaciones, había que administrarle corticosteroides intravenosos para disminuir la inflamación de sus bronquios aun a sabiendas de que esta medicación tiene el efecto secundario de aumentar de peso lo que, a largo plazo, empeora su problema de obesidad.

Dos años atrás, luego de una prolongada hospitalización por 28 días, me confesó que necesitaba hacer un cambio en su vida. Comenzamos un plan de alimentación correcto tal como lo describimos en este libro. Comenzó a caminar y mejoramos sus patrones de sueño. Josefa comenzó poco a poco a perder peso, su cintura comenzó a disminuir y su ánimo comenzó a aumentar. Al cabo de un año había perdido 50 libras, pudo eliminar todos sus medicamentos de mantenimiento (solo tiene sus medicamentos de rescate en caso de alguna exacerbación de su asma) y practica deportes cuatro veces por semana. En este momento, lleva dos años sin tener que ir al hospital.

Definitivamente, el asma es una condición crónica que no tiene cura; sin embargo, una alimentación saludable y la pérdida de peso pueden ayudar a ponerla bajo control.

2. El ovario poliquístico
El ovario poliquístico es una condición femenina en la que se observa una elevación de andrógenos u hormonas sexuales masculinas como lo es la testosterona. Los síntomas incluyen acné, vello facial en distribución masculina (barba y bigote), obesidad, irregularidades menstruales, resistencia a insulina y muchas veces Diabetes Tipo 2. Las pacientes muestran también problemas de fertilidad (no logran quedar embarazadas). Muchos en la comunidad médica asociamos esta condición con el síndrome metabólico que incluye aumento en

grasa abdominal, elevación de niveles de insulina, presión arterial alta y aumento en los niveles de triglicéridos.

Hoy sabemos que controlar el consumo de carbohidratos y bajar de peso revierte los cambios del ovario poliquístico. Siempre recuerdo a Mariana, una paciente de 30 años con obesidad y todos los síntomas asociados a tener ovario poliquístico. Comenzamos un programa nutricional adecuado y rápidamente comenzó a bajar de peso. Al cabo de los primeros tres meses había perdido 22 libras de las 210 libras que pesaba; su acné había desaparecido, su vello facial había disminuido y sus menstruaciones se habían regulado. Mariana continúo perdiendo peso y al cabo de cinco meses había perdido 30 libras más. Un día llegó a la consulta médica con una extraordinaria sorpresa, luego de tantos años tratando de tener hijos ¡estaba embarazada! Así como le sucedió a Mariana, todas las pacientes con ovario poliquístico mejorarían sus síntomas si siguieran una dieta adecuada.

3. El cáncer

Hoy día tenemos números alarmantes de personas que padecen cáncer. De ninguna manera pretendo explicar la fisiología del cáncer en algunos párrafos; eso sería trabajo de un libro completo. Sin embargo, quiero compartir algunos principios nutricionales que podrían ayudarte a prevenir ciertas formas de cáncer.

El cáncer se produce cuando células de alguna parte del cuerpo se reproducen rápidamente, desorganizadamente y sin control. Las mutaciones de algunos genes son las culpables de esta catástrofe. Estas mutaciones podrían heredarse o podrían ser provocados por hábitos tóxicos (el uso del cigarrillo y alcohol, etc.), por virus (virus del Papiloma Humano, por ejemplo), por exposición a algunos químicos como el asbesto o, simplemente, por la edad avanzada del paciente.

Cada día se asocia más la alta incidencia de cáncer con nuestra dieta moderna. Las personas obesas están en mayor riesgo de desarrollar cáncer de seno, cáncer de colon (intestino grueso), cáncer de hígado, cáncer de riñón y cáncer de próstata. Algunos estudios demuestran un aumento en la incidencia de cáncer de seno en mujeres con niveles de insulina elevados debido a dietas altas en carbohidratos y azúcares simples. Estos estudios me han convencido de que una gran cantidad de los cánceres tienen su origen en la dieta, especialmente en el alto consumo de azúcares, de carbohidratos y de productos altamente procesados.

Como vemos, el consumo de una dieta saludable es fundamental para estos pacientes. Inclusive, en el caso de que el paciente ya haya recibido un diagnóstico positivo, una dieta baja en carbohidratos podría disminuir el crecimiento del cáncer, puesto que la mayoría de las células cancerosas se alimentan de glucosa (azúcar); por lo tanto, una dieta que disminuya el consumo de carbohidratos podría ser una estrategia de tratamiento en conjunto con el tratamiento oncológico.

En modo alguno debe entenderse que las recomendaciones sobre el consumo de una dieta saludable que hacemos en este libro eliminan toda probabilidad de padecer cáncer. Ciertamente no es así, pero si evitamos desarrollar hábitos tóxicos como fumar, si evitamos la exposición a sustancias carcinogénicas y si llevamos una dieta saludable, podríamos disminuir la incidencia de esta enfermedad.

Según el National Cancer Institute:
- La obesidad aumenta el riesgo de los siguientes tipos de cáncer:
esófago, páncreas, colon, seno, útero, riñón, tiroides y vesícula biliar.
- Se espera que para el 2030 la obesidad contribuya al desarrollo de
500,000 nuevos casos de cáncer.
- Por lo menos un tercio de las muertes por cáncer en los Estados Unidos
se deben a factores en la dieta.

4. El Síndrome de Colon Irritable (Irritiable Bowel Syndrome o IBS)

El síndrome de colon irritable se caracteriza por dolor abdominal, distensión abdominal, flatulencia y episodios de diarrea, alternados con periodos de estreñimiento. Generalmente, los síntomas empeoran en momentos de estrés emocional y es común que defecar traiga alivio a los síntomas.

El síndrome de colon irritable es una condición frustrante, tanto para el médico como para quien lo padece, por dos razones fundamentales: no se conoce exactamente la causa que lo provoca y no hay ningún tratamiento realmente efectivo que lo alivie. Aun así, cuando el paciente comienza un plan de alimentación bajo en carbohidratos y en el que no consume granos, sus síntomas mejoran notablemente. Mis pacientes obesos que padecen también este síndrome, han sentido mejoría con este tipo de dieta por eso son los mejores testigos de lo que decimos.

5. La Enfermedad Obstructiva Pulmonar Crónica (Chronic Obstructive Pulmonary Disease o COPD)

Esta es una enfermedad pulmonar que produce inflamación en los bronquios y un grado variable de destrucción del tejido pulmonar. Estos daños son debidos a la inhalación de sustancias tóxicas, como la del humo del cigarrillo. El paciente siente dificultad para respirar, sibilancias, tos con producción de esputo, infecciones pulmonares recurrentes, sensación de pecho apretado y en etapas avanzadas, bajos niveles de oxígeno que pueden llevar al paciente a depender de un tanque o concentrador de oxígeno para vivir.   El COPD es la tercera causa de muerte en los Estados Unidos.

Una buena nutrición y un programa adecuado de ejercicios es vital para mantener la calidad de vida del paciente con COPD y evitar complicaciones como el deterioro de la función pulmonar y las infecciones. Por ejemplo, se ha demostrado que cuando la masa muscular disminuye, la gravedad y complicaciones del paciente con COPD aumentan. Una dieta como la que presentamos en este libro ayuda a mantener la masa muscular en estos pacientes. Otro aspecto importante es que según avanza la condición de COPD, el bióxido de carbono, que es el producto de desecho del metabolismo y que se excreta en la exhalación, aumenta en la sangre, lo que en consecuencia aumenta las posibilidades de morir en un paciente. Las dietas bajas en carbohidratos bajan la producción de bióxido de carbono en el metabolismo, reduciendo este problema. Por último, mientras menos grasa abdominal tenga el paciente, mejor respira. Así que un buen control de peso mediante el consumo de una dieta como la que hemos venido presentando permite que el paciente respire mejor.

6. El hígado graso (Esteatosis hepática)

El hígado graso es una condición que se produce cuando el hígado acumula grasa (triglicéridos), se inflama y puede producir fallo hepático que puede provocar la muerte del paciente. El aumento en la grasa abdominal, el síndrome metabólico y el alto consumo de azúcares, en especial azúcares procesados que contienen fructosa representan factores de riesgo para padecer de hígado graso. Definitivamente, una dieta baja en el consumo de azúcares y una reducción en el diámetro abdominal pueden detener el daño al hígado.

7. La demencia por Alzheimer

La demencia por Alzheimer es una de las enfermedades más tristes de la vejez. El paciente comienza perdiendo la memoria de corto plazo (por ejemplo: no recuerda dónde dejó las llaves o si hizo los pagos mensuales) y va progresando, perdiendo funciones neurológicas hasta terminar confinado a una cama, sin la habilidad para comer ni para reconocer a sus seres queridos. Se desconoce tanto la causa que lo provoca como la cura. Sin embargo, estudios confirman que esta condición es más común en personas con sobrepeso u obesidad. Muchos expertos están de acuerdo en que los factores dietéticos podrían tener que ver con el desarrollo de esta triste condición. Inclusive, algunos expertos señalan el exceso de azúcares en la dieta como un factor contribuyente. Así que un plan alimentario como el que presento en este libro podría tener sentido para mantener la agudeza mental.

Hemos repasado siete condiciones de salud que afectan la calidad de vida del paciente o que inclusive, lo llevan a la muerte. En todos hemos advertido que la obesidad, el síndrome metabólico, la diabetes y la dieta moderna inciden en la exacerbación de los síntomas; por lo tanto, el control de estos factores mediante el consumo de una dieta como la que hemos recomendado en este libro resulta en un mejor estado de salud general.

Es hora ya de que tú, lector, tomes en tus manos las riendas de tu salud. Es hora de comenzar un régimen alimentario saludable como el que aquí te describimos. ¡Anímate a comenzarlo, verás el cambio positivo tan pronto modifiques los viejos hábitos que tanto daño le hacen a tu salud!

HISTORIAS **REALES**

JUAN, un paciente de 60 años, fumador desde los 15 años, fue referido a mi clínica de neumología porque le descubrieron una masa en el pulmón muy cercana a su tráquea.   Presentaba además una condición llamada Efusión Pleural, la cual ocasionaba que se le acumulara líquido en los pulmones ocasionándole dificultad para respirar.   Durante su primera visita, le expliqué que debido a su historial como fumador y a los hallazgos que veía en su tomografía computarizada de pecho, pensaba que el diagnóstico era un cáncer de pulmón en etapa avanzada. Una semana más tarde, una biopsia confirmó el diagnóstico; Juan tenía la forma más agresiva de cáncer de pulmón: el carcinoma de células pequeñas. Este fue un momento muy triste para Juan y su familia. La expectativa de vida para un carcinoma de esta naturaleza es solo de tres a seis meses sin tratamiento y quizás hasta de doce meses con tratamiento.

Juan comenzó su tratamiento con quimioterapia con su oncólogo. Durante una conversación, le expliqué que quizás una dieta baja en carbohidratos podría ayudarlo a sentirse mejor. Le dejé claro que su enfermedad, desde el punto de vista médico, era incurable, pero era probable que una nueva forma de comer lo pudiera ayudar. Le hice la recomendación porque sé que las células cancerosas utilizan los carbohidratos (los azúcares) como su alimento para crecer y desarrollarse. Juan estuvo de acuerdo y, juntamente con su tratamiento de quimioterapia, comenzamos un plan nutricional bajo en carbohidratos.

Juan limitó sus carbohidratos a menos de 40g. al día. Al cabo de algunas semanas comenzaron a suceder cosas maravillosas: su estado de ánimo mejoró y tenía una sonrisa en su rosto, toleraba mejor los efectos secundarios de sus quimioterapias, dejó de acumular líquido en sus pulmones y en su primera tomografía computarizada luego de la quimioterapia, el tumor que tenía en el pulmón había disminuido de tamaño. Definitivamente, controlar la cantidad de carbohidratos que consumía había sido una bendición en medio de esta terrible enfermedad. Además de esto, Juan complementó su dieta con Omega 3, Vitamina D3, pro bióticos y multivitaminas. Hoy Juan y su familia viven optimistas disfrutando cada día que Dios les regala.

CAPITULO **8**

PREGUNTAS Y RESPUESTAS

1. ¿Una persona vegetariana puede hacer una dieta baja en carbohidratos?

La respuesta a esta pregunta va a depender de qué tipo de vegetariano seas. Si eres uno que incluye productos animales como lácteos y huevos, será muy fácil. En este caso la fuente principal de proteínas va a ser el huevo y los lácteos bajos en carbohidratos, como los quesos y el yogurt griego. En estos casos, tanto los huevos como los lácteos bajos en carbohidratos son ilimitados. El restante de la dieta se basa en vegetales y frutas bajas en carbohidratos, mayormente moras (berries), nueces y almendras. Algunos vegetarianos se permiten consumir proteína en polvo (whey protein) y pescado. Si así lo hacen obtienen sus proteínas de fuentes más diversas.

Si por el contrario son vegetarianos que no consumen ningún tipo de producto animal, es un poco más difícil llevar a cabo una dieta baja en carbohidratos, pero no es imposible. La dieta en este caso consistiría de vegetales, nueces, almendras y frutas bajas en carbohidratos. La fuente de proteínas la obtendría mayormente de legumbres tales como las habichuelas, las lentejas y los garbanzos. Aun así, debo ser honesto y decirte que la proteína de origen animal es superior a la de origen vegetal.

2. ¿Una dieta baja en carbohidratos es apropiada para un diabético?

¡Una dieta baja en carbohidratos es la única opción para un diabético! Si consume una dieta baja en carbohidratos, un diabético Tipo 2 podrá bajar o hasta eliminar los medicamentos para su diabetes, alcanzar un mayor control en sus niveles de glucosa y evitar las complicaciones a largo plazo, como lo pueden ser la neuropatía, la enfermedad del corazón, la ceguera, la amputación de extremidades inferiores y el fallo renal. Si eres diabético Tipo 1, podrás bajar tus requerimientos de insulina y también evitar las complicaciones a largo plazo.

3. Las dietas bajas en carbohidratos aumentan la cantidad de grasa que consumo. ¿Esto aumenta el riesgo de enfermedad del corazón?

La respuesta es simplemente NO. Hoy día sabemos que el origen de la enfermedad cardiaca es la inflamación causada mayormente por dietas altas en carbohidratos que a su vez producen niveles constantemente altos de insulina y niveles altos de triglicéridos.

4. ¿Cuántas veces al día debo comer para bajar de peso?

Por años se nos ha dicho que debemos comer pequeñas porciones varias veces al día porque ayuda a bajar de peso aumentando el metabolismo. La realidad es que no hay ningún estudio que pruebe esta teoría. Por el contrario, cada día se muestra más evidencia de que comiendo menos veces al día, se obtienen muchos más beneficios. Cuando examinamos las culturas antiguas, vemos un patrón de consumo de alimento: el desayuno era pequeño, en la mayoría del tiempo no había un almuerzo y la comida mayor era en la tarde. Mi consejo es: come cuando tengas hambre. No vivas constantemente comiendo. Espera a que tengas hambre para comer. Comer menos veces al día tiene muchos beneficios. Míralos:

- ✓ Sensibiliza nuestros receptores al efecto de la insulina.
- ✓ Disminuye grasa abdominal.
- ✓ Terminamos consumiendo menos calorías.
- ✓ Apreciamos más lo que comemos (recuerda que el mejor condimento para una comida es el hambre).

5. ¿Qué es ayuno intermitente y qué beneficios podría tener?

Ayuno intermitente es estar en ayuna parte del día y comer en una ventana de tiempo limitada. Hay muchas formas de hacerlo. Hay personas que ayunan 14 horas y comen en una ventana de 10 horas; podrías ayunar 16 horas y comer en una ventana de 8 horas o quizás ayunar 20 horas y comer en una ventana de 4. Una de las formas más comunes es dejar de comer a las 8:00 de la noche (obviamente puedes ingerir agua, quizás un poco de café) y volver a comer el día siguiente a la 1:00 de la tarde.

Este ayuno intermitente puede comportar beneficios tales como:
- ✓ Bajar posiblemente la incidencia de cáncer.
- ✓ Aumentar la secreción de la hormona de crecimiento (que nos ayuda a ganar músculo y nos rejuvenece).
- ✓ Bajar los niveles de insulina.
- ✓ Disminuir la grasa abdominal.
- ✓ Bajar los niveles de inflamación.
- ✓ Bajar posiblemente la incidencia de Alzheimer.

Mi consejo para ti es que si decides intentar el ayuno intermitente, primero mantente al menos 28 días en una dieta baja en carbohidratos, de manera que tu cuerpo vaya acostumbrándose a utilizar la grasa como fuente de energía y no dependa de los carbohidratos para conseguirla.

6. ¿Qué papel juega el estrés en la pérdida de peso?

Definitivamente el estrés puede evitar que pierdas peso. Una de las razones es que el estrés eleva los niveles de una hormona que se llama Cortisol y ésta evita que perdamos grasa. Mi consejo para controlar el estrés es que busques tiempo para hacer las cosas que más disfrutes y que pases más tiempo con las personas que amas.

7.¿Qué condiciones de salud mejoran en una dieta baja en carbohidratos?

Una dieta baja en carbohidratos
- ✓ Reduce el riesgo de enfermedad cardiaca.
- ✓ Mejora el control de la diabetes.
- ✓ Podría disminuir el riesgo de Alzheimer.
- ✓ Baja los triglicéridos.
- ✓ Revierte el hígado graso.
- ✓ Podría bajar la incidencia de algunos tipos de cáncer.
- ✓ Disminuye la grasa abdominal.
- ✓ Mejora el ánimo y la energía durante el día.

8. ¿Qué es mejor para perder peso, la dieta o el ejercicio?

En mi experiencia, el 80% del éxito al perder peso es la dieta. El otro 20% incluye el ejercicio, bajar el estrés, dormir bien y la genética. Pero quiero dejar claro, a la hora de perder peso: lo más importante es lo que nos comemos. Esto no quiere decir que el ejercicio no sea importante, claro que lo es; fíjate en sus beneficios:

- ✓ Mejora el estado de ánimo.
- ✓ Aumenta la resistencia al estrés.
- ✓ Mejora el control de la glucosa en los diabéticos.
- ✓ Aumenta la masa muscular.
- ✓ Mejora la calidad del sueño (es uno de los mejores remedios para el insomnio).
- ✓ Aumenta la percepción de diversión.
- ✓ Ayuda a perder peso y a mantener el peso que se ha perdido.
- ✓ Aumenta la densidad de los huesos haciéndolos más resistentes a fracturas.
- ✓ Mejora la autoestima.

9. ¿Cuánto tiempo toma perder las primeras 10 libras?

No hay forma de contestar a esta pregunta porque esto va a depender de cuánto sobrepeso tienes, tu genética y tu bioquímica. Pero es común que en una dieta baja en carbohidratos, se pierda bastante peso en las primeras dos semanas; generalmente se pierden entre 7 y 10 libras. Conforme el tiempo pasa, la velocidad de la pérdida de peso disminuye y sigues perdiendo de 1 a 2 libras por semana. Pero aun perdiendo 1 libra por semana te recuerdo que son 52 libras en 1 año.

10. ¿Debo pesarme regularmente?

Sí; aunque la balanza no es el único indicador de progreso. Por ejemplo, medir el diámetro de la cintura y descubrir que se ha reducido, es aún más importante. Yo les recomiendo a mis pacientes pesarse una vez por semana.

11. ¿Qué suplementos debo tomar?

Si nuestra dieta es diversa y está compuesta de productos animales, vegetales, moderada cantidad de frutas, nueces y almendras, no se necesita de ningún suplemento. La mayoría de los suplementos que se promocionan para la venta tienen un solo propósito: ¡sacar dinero de tu bolsillo! Todos prometen bajar de peso sin esfuerzo, desaparecer dolores mágicamente o neutralizar organismos raros que te están infectando y produciendo todos tus síntomas. ¡No te dejes engañar! En vez de gastar en suplementos inservibles, gasta ese dinero en carnes de ganado alimentado con yerba, que es rica en Omega 3, en vegetales de todos los colores, en frutas ricas en antioxidantes y vitaminas como las moras (berries), en nueces y yogurt griego, que te provee probióticos. Hay unos suplementos que podrían ser convenientes para ti; he aquí algunos de ellos:

- ✓ Multivitaminas, especialmente para aquellos que no comen suficientes vegetales y frutas.
- ✓ Omega 3. El consumo de Omega 3 en la dieta occidental es bajo.
- ✓ Probióticos. Los probióticos contienen bacterias que viven generalmente en nuestro intestino y nos ayudan con la digestión. Si tienes estreñimiento, distensión abdominal o constantes dolores abdominales, su consumo podría ser una buena solución.
- ✓ Vitamina D3. Hoy día la mayoría de nosotros trabajamos bajo techo y la principal fuente de vitamina D es la exposición al sol. Si no tomas suficiente sol (15-30 minutos) o no comes pescado semanalmente, que son las dos principales fuentes de vitamina D, quizás sea buena idea tomar vitamina D3.

NOTA: ¡Por favor no te dejes engañar! La mayoría de los suplementos que promocionan en las emisoras de radio y en televisión no hacen nada de lo que promueven. La industria de suplementos está pobremente regulada; por lo tanto, cualquiera puede hacer un suplemento y venderlo como algo maravilloso. Lo único que logran estos suplementos es disminuir la cantidad de dinero de tu bolsillo.

12. ¿Cuánta agua debo tomar diariamente?

Una persona que quiera perder peso debe tomar mucha agua porque es clave para activar el metabolismo de grasa. Por lo menos debes consumir un galón de agua al día, aunque esto puede variar de individuo a individuo.

13. ¿Podría repasar cómo contabilizar los carbohidratos?

Nutrition Facts

Serving Size 1 (140g)

Amount Per Serving	
Calories 100	
Total Fat	0g
Sodium 1	0mg
Total Carbohydrate	27g
Dietary Fiber	4g
Sugars 0	g
Protein	0g

%Daily Value		
Protein 0% V	itamin A	6%
Vitamin C 45%	Calcium	2%
Iron 2%		

Total de carbohidratos – la fibra =
Carbohidratos netos

$$27g - 4g = 23g$$

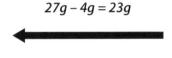

23g Carbohidratos netos

La fibra se resta en la ecuación porque es un carbohidrato que no se digiere y, por lo tanto, no tiene efecto en los niveles de insulina.

14. ¿Qué puedo hacer si tengo estreñimiento?

Algunas actividades que puedes realizar para combatir el estreñimiento son las siguientes:
- ✓ Beber una cantidad suficiente de agua; como mínimo debes toma un galón por día.
- ✓ Aumentar el consumo de fibra en tu dieta (espinaca, brócoli, moras (blueberries), frambuesas (raspberries, etc.)
- ✓ Ejercitarte.
- ✓ Tomar un vaso de agua caliente con el jugo de un limón.

15. ¿Los refrescos de dieta son permitidos en una dieta baja en carbohidratos?

Los refrescos de dieta se deben evitar; múltiples estudios demuestran que retrasan la pérdida de peso. Por esta razón, debes evitarlos o al menos consumirlos muy de vez en cuando.

16. ¿Qué es tener resistencia a insulina?

La insulina es una hormona producida por nuestro páncreas, mayormente en respuesta a la ingestión de carbohidratos. Su función es bajar los niveles de glucosa (azúcar) en la sangre. Cuando hay exceso de insulina en nuestro cuerpo, los receptores donde ella actúa no responden, no hacen su función; se vuelven resistentes. Esta resistencia a la insulina está asociada con el síndrome metabólico y puede provocar el desarrollo de la Diabetes Tipo 2. Inclusive, hace que aumente la grasa en el área del abdomen y predispone nuestro cuerpo a padecer muchas enfermedades, incluyendo la enfermedad cardiaca.

17. ¿Cómo sé si tengo resistencia a insulina?

Para saber si tienes resistencia a la insulina, tu médico debe ordenarte un análisis en ayuna que mida los niveles de insulina en sangre. Si los resultados están altos, eres resistente a insulina. Algunos signos clínicos que pueden sugerir resistencia a insulina son: tener mucha grasa en el área abdominal o tener acantosis nigricans, que es un tinte de color oscuro que generalmente sale en el área del cuello o en las axilas.

18. ¿Puedo tomar alcohol?

El problema con el alcohol es que contiene 7 calorías por gramo y el cuerpo no tiene forma de almacenarlas. Por lo tanto, cuando el cuerpo va quemando el alcohol, deja de ir quemando la grasa. Debido a esto, si la persona está en un régimen para bajar de peso, el proceso se retrasa o se detiene. Si vas a consumir alcohol es probable que tu mejor opción sea el vino rojo, que contiene aproximadamente 6g de carbohidratos netos por cada 8oz.

19. ¿Qué medida es la más importante para monitorear mi pérdida de peso?

El diámetro del abdomen es la medida más importante para monitorear tu pérdida de peso. Tan sencillo como esto: "Mientras menos panza más salud". Generalmente con bajar el diámetro abdominal todos los números de laboratorio mejoran.

- ✓ Bajan los triglicéridos
- ✓ Aumenta el colesterol bueno (HDL)
- ✓ Disminuye la resistencia a insulina
- ✓ Baja los factores de inflamación (la interleukina 6, la proteína C reactiva y los niveles de sedimentación de eritrocitos)
- ✓ Mejora el control del azúcar (glucosa)

20. ¿Las dietas bajas en carbohidratos dañan los riñones?

La respuesta es sencilla: NO; las dietas bajas en carbohidratos no dañan los riñones. La confusión ocurre porque a los pacientes que ya tienen daño renal se les recomienda bajar la cantidad de proteína que consumen (generalmente 0.7g. de proteína por kilogramo de peso corporal). Ciertamente, las personas que ya tienen daño renal se podrían beneficiar si disminuyeran levemente el consumo de proteína. Por otro lado, quiero aclarar que las dietas bajas en carbohidratos, en realidad, son altas en grasas y moderadas en proteínas. En otras palabras, las dietas bajas en carbohidratos NO necesariamente tienen que ser dietas altas en proteínas.

21. ¿Es importante contabilizar las calorías?

En la mayoría de los casos, la respuesta a esta pregunta es NO. Por años se nos ha enseñado que la clave para bajar de peso es reducir el consumo de las calorías; en otras palabras, comer menos y quemar más calorías con el ejercicio. El problema con este método es que no toma en cuenta el efecto hormonal de la comida. En el cuerpo humano, una caloría no es simplemente una caloría; cada una tiene un efecto hormonal. Los alimentos que comemos generan reacciones hormonales importantes, por eso no es necesario contar las calorías que consumimos, sino comer aquellos alimentos que promueven las reacciones hormonales que nos permitan vivir saludablemente. Por ejemplo, si sabemos que una dieta alta en carbohidratos puede subir los niveles de insulina y producir un aumento en la grasa abdominal, lo lógico será que reduzcamos la ingestión de carbohidratos, no que contemos las calorías.

Además, el alto nivel de saciedad que proporciona una dieta alta en grasas, abundante en proteínas y baja en carbohidratos nos lleva a terminar consumiendo un menor número de calorías al día. Estudios muestran una y otra vez que las personas que consumen dietas bajas en carbohidratos, al cabo de las primeras semanas consumen menos cantidad de calorías. En otras palabras, si llevamos una dieta baja en carbohidratos bien formulada, controlaremos las calorías diarias sin tener que contabilizarlas. Al mismo tiempo, provocaremos un efecto hormonal que logrará mejorar nuestra salud al lograr disminuir los niveles altos de insulina.

22. ¿Puedo realizar una dieta baja en carbohidratos si uso warfarina (Coumadín)?

La respuesta a esta pregunta es Sí. La warfarina es un anticoagulante (evita la formación de coágulos) y se usa para muchas condiciones médicas tales como la trombosis venosa profunda, las embolias pulmonares y las arritmias cardiacas como la fibrilación atrial. Los coágulos de sangre se forman por medio de una serie de reacciones químicas en el cuerpo. La vitamina K es esencial en este proceso. La warfarina trabaja disminuyendo la actividad de la vitamina K y, por ende, alargando el tiempo que toma para que se forme un coágulo. Un aumento en el consumo de alimentos altos en vitamina K puede disminuir el efecto de la warfarina. Por otra parte, disminuir el consumo de vitamina K en la dieta puede aumentar el efecto del medicamento. Para que el médico pueda determinar la dosis o ajustes necesarios a la warfarina, lo más importante es que el paciente mantenga el consumo de alimentos altos en vitamina K lo más constante posible.

Los alimentos con alto contenido de vitamina K son mayormente los vegetales verdes intensos, aunque no son los únicos. Las coles de Bruselas, la espinaca, los espárragos, el brócoli, la coliflor, el repollo, la col rizada, el perejil, la lechuga romana y la americana, las hojas de nabo, la berza, las habichuelas tiernas, los cebollines, el kiwi y el aguacate son algunos vegetales y frutas ricos en vitamina K. Como podemos observar, estos alimentos están incluidos en los que te hemos recomendado como parte de una dieta baja en carbohidratos, pero no son los únicos. Si usas warfarina, debes mantener niveles moderados y constantes de estos alimentos para evitar variaciones en la efectividad del anticoagulante. Si por otra parte eres bastante resistente a la acción de la warfarina y tu médico te prohíbe los alimentos verdes, aún tienes muchas opciones como podrás encontrar en el Apéndice de este libro.

23. ¿Que es biogénesis mitocondrial?

La mitocondria es un organelo que está dentro de cada célula de nuestro cuerpo. Su función es ser el motor generador de energía (en forma de una molécula que se conoce como ATP) en nuestras células. Mientras más mitocondrias haya en nuestras células, mayor energía vamos a tener, podremos manejar mejor nuestros momentos de estrés, envejeceremos menos y hasta disminuiremos el riesgo de padecer cáncer.

La biogénesis mitocondrial se define como la habilidad de las células para aumentar el número y la eficiencia de las mitocondrias. Hay varios cambios en el estilo de vida que pueden aumentar el número y la eficiencia de nuestras mitocondrias, veamos:
✓ Disminuir la cantidad de carbohidratos que consumimos.

Usar la grasa como fuente de energía aumenta el número de mitocondrias.

✓ Realizar ejercicios aeróbicos, como por ejemplo, caminar.

✓ Moverse rápidamente por periodos cortos de tiempo (sprints).

✓ Realizar ejercicios de resistencia.

✓ Practicar el ayuno intermitente.

24. Dr. Román: ¿Podría compartir con nosotros un día de su rutina de comidas y actividad física?

Al momento que estoy contestando esta pregunta es lunes, que para mí es el día más ajetreado de la de la semana, y son las 9:00pm; aclarado esto, les describiré cómo fue mi rutina.

7:00am	Comencé con una taza de café con crema espesa y media cucharadita de azúcar.
1:00pm	Almorcé una ensalada de lechuga, tomate, espinaca, cebolla, pimientos, atún, aceite de oliva y tocineta.
3:00pm	Me tomé un batido de 10oz. de leche de almendras sin azúcar, una cucharada de mantequilla de almendra, una cucharada de proteína de suero (whey protein) baja en carbohidratos e hielo.
4:00pm	Hice 30 minutos de rutina de pesas (5 sets de 5 repeticiones de "bench press", "squats" y "pullups").
7:00pm	Hice una hora de caminata mientras esperaba que mi hija saliera de su clase de gimnasia.
8:30pm	Para culminar, mi cena: un filete de res de 12oz. y espárragos.
9:00pm	En este momento estoy sentado a la mesa en el comedor contestando esta pregunta.
10:00pm	Dulces sueños.

HISTORIAS **REALES**

CARLOS es un paciente de 36 años casado y con dos hijas adolescentes. Vino a mi consultorio con una queja muy honesta: "La salud se me ha salido de control". Carlos decía que se sentía cansado en todo momento y que había aumentado 40 libras en los últimos 5 años. En ese momento pesaba 240 libras para una estatura de 66 pulgadas. Lo envié a hacerse laboratorios y quedé sorprendido al ver que sus niveles de insulina en ayuna eran de 88u/dl y los de triglicéridos, 400mg/dl. Le expliqué que tenía síndrome metabólico y que estaba en alto riesgo de sufrir enfermedad cardiaca, como también diabetes. Comenzamos inmediatamente a diseñarle un plan nutricional y un programa de ejercicios que consistía en caminar. Al cabo de 3 meses había perdido 22 libras y al repetir sus laboratorios, los niveles de insulina en ayunas habían bajado a 20u/dl y sus triglicéridos a 130mg/dl. ¡En solo tres meses había resuelto su síndrome metabólico! Pero no solo lo había logrado, sino que se sentía lleno de energía, podía dormir mejor y se describía a sí mismo como: "más feliz".

CAPITULO **9**

MENÚ DE EJEMPLOS

En capítulos anteriores te he estado hablando sobre cómo bajar de peso saludablemente. Ahora te mostraré algunos ejemplos de menús bajos en carbohidratos, diseñados para consumir, en siete días, tres comidas y dos meriendas diarias. Espero que te ayuden a tener ideas más claras sobre cómo preparar tus propios menús.

DÍA #1

DESAYUNO	✓ Omelette de 3 huevos con jamón de pavo, queso (2 rebanadas), pimiento y cebolla	5g. de carbs.
	✓ Un vaso de agua	0g. de carbs.
	✓ 1 taza de café con 1 cucharada de azúcar	12g. de carbs.
MERIENDA	✓ 20 almendras	2g. de carbs.
ALMUERZO	✓ Churrasco con 1 taza de brócoli	4g. de carbs.
	✓ ½ taza de fresas	4g. de carbs.
	✓ Un vaso de agua	0g de carbs.
CENA	✓ Una pechuga asada	0g. de carbs.
	✓ Una taza de zanahorias	8g. de carbs.
	✓ Un vaso de agua	0g. de carbs.
MERIENDA	✓ Frappé	
	10oz. de leche de almendras sin azúcar	1g. de carbs.
	-2-4 oz. de crema espesa	0g. de carbs.
	-1/2 taza de arándanos	9g. de carbs.
	- hielo a gusto	0g. de carbs.

TOTAL: 45g. de carbs.

DÍA #2

DESAYUNO	✓ 3 Huevos hervidos	0g. de carbs.
	✓ 2 rebanadas de tocineta	0g. de carbs.
	✓ Café con crema espesa con 1 cucharada de azúcar	12g. de carbs.
MERIENDA	✓ Yogurt griego	10g. de carbs.
	✓ 1/2 taza de arándanos	9g. de carbs.
ALMUERZO	✓ 2 hamburguesas de carne con queso	4g. de carbs.
	y 2 porciones de tocineta envueltos	1g. de carbs.
	en 1 hoja de lechuga al horno (SIN PAN)	
	✓ 1 vaso de agua	0g. de carbs.
CENA	✓ 2 muslos de pollo con caderas asados	0g. de carbs.
	✓ ½ taza de batata	11.5 g. de carbs.
	✓ 1 taza de espinaca	0.5 g. de carbs.
	✓ Un vaso de agua	0g. de carbs.
MERIENDA	✓ 1 cucharada de mantequilla de maní	2g. de carbs.
	✓ ½ taza de apio (celery)	1g. de carbs.

TOTAL: 51g. de carbs.

DÍA #3

DESAYUNO	✓ 3 huevos fritos en mantequilla con 2 rebanadas de tocineta	0g. de carbs.
	✓ 1 vaso de agua	0g. de carbs.
MERIENDA	✓ 1 taza de café con crema espesa con una cucharada de azúcar	12g. de carbs.
ALMUERZO	✓ 3 Chuletas de cerdo al sartén o al vapor	0g. de carbs.
	✓ 2 tazas de espinacas con ¼ de taza de queso rallado	1g. de carbs.
	✓ 1/3 de plátano	18g. de carbs.
CENA	✓ Ensalada de atún en hojas de lechuga: 2 latas de atún en agua	0.5g. de carbs.
	cebolla ¼ taza	3.5g. de carbs.
	pimiento ¼ taza	1g. de carbs.
	mayonesa a gusto	0g. de carbs.
	aceite de oliva a gusto	0g. de carbs.
MERIENDA	✓ Yogurt griego	10g. de carbs
	✓ 2 cucharadas de crema batida	1g. de carbs.
	✓ 3 fresas	2g. de carbs.

TOTAL: 49g. de carbs.

DÍA #4

DESAYUNO	✓ 3 Huevos revueltos con jamón	0g. de carbs.
	✓ Café con crema espesa y una cucharada de azúcar	12g. de carbs.
MERIENDA	Batido:	
	✓ 10oz. de leche de almendra sin azúcar	1g. de carbs.
	✓ 2-4 oz. de crema espesa	0g. de carbs.
	✓ Polvo de proteína bajo en carbohidratos (Suplemento de proteína con 5 carbohidratos o menos)	5g. de carbs.
	✓ 1/3 de taza de arándanos	6g. de carbs.
	✓ Hielo a gusto	0g. de carbs.
ALMUERZO	✓ Filete de res con hueso (T-bone Steak)	0g. de carbs
	✓ 1 taza de Coliflor con ½ rebanada de queso cheddar.	2.5g. de carbs
CENA	✓ 1-2 Pechuga de pollo entera al sartén	0g. de carbs.
	Ensalada:	
	✓ 1 tomate completo mediano cortado en pedazos	3g. de carbs.
	✓ 1 taza de lechuga	1g. de carbs.
	✓ ¼ taza de semillas de girasol	1g. de carbs.
	✓ 1 cucharada de aceite de oliva	0g. de carbs.
	✓ 1 cucharada de vinagre Balsámico	2g. de carbs.
MERIENDA	✓ Palitos de queso mozzarella	2oz.- 2 g. de carbs
	✓ ½ taza de almendras	1g. de carbs.

TOTAL: 36.5g. de carbs.

DÍA #5

DESAYUNO	✓ Tortilla (omelette) de 3 huevos con filete de res y queso a gusto	1g. de carbs.
	✓ Café con crema espesa y una cucharada de azúcar	12g. de carbs.
ALMUERZO	✓ Filete de res a la parrilla	0g. de carbs.
	✓ Berenjena al horno con queso	4g. de carbs.
CENA	✓ Pescado (el preferido) al horno	0g. de carbs.
	✓ Majado de calabaza con mantequilla	7g. de carbs.
MERIENDA	✓ Cottage Cheese	3g. de carbs.
	✓ ½ taza de moras	3g. de carbs

TOTAL: 30g. de carbs.

DÍA #6

DESAYUNO	✓ Tortillas (Omelette) con queso y tocineta	2g. de carbs.
MERIENDA	Café con heavy cream y 1 cucharada de azúcar	12g. de carbs.
ALMUERZO	Chayote relleno de picadillo:	
	✓ 1 chayote	5g. de carbs.
	✓ Carne molida con cebolla y pimiento	9g. de carbs.
CENA	✓ Salmón asado y ensalada Caprese	
	- 1/2 tomate	2g. de carbs
	- queso mozzarella	1g. de carbs.
	- albahaca, sal, pimienta y aceite de oliva	0g. de carbs.
MERIENDA	✓ Chai late	
	- Té negro	0g. de carbs.
	- 4oz de leche entera	5g. de carbs.
	- 1 cucharada de azúcar	12g. de carbs.

TOTAL: 48g. de carbs.

DÍA #7

DESAYUNO	✓ 6 fresas	6g. de carbs
	✓ 1 taza de yogurt	10g. de carbs.
MERIENDA	✓ pistachos (10)	1g. de carbs.
	✓ 2 cucharadas de mantequilla de maní	4g. de carbs.
ALMUERZO	✓ 2 Pimientos verdes relleno de carne molida y queso rallado	8g. de carbs.
CENA	✓ 2 pechugas de pollo	0g. de carbs.
	✓ 2 tazas de brócoli con queso	10g. de carbs.
MERIENDA	✓ ½ taza de cottage chesse con fresas	7g. de carbs.

TOTAL: 46g. de carbs.

CAPITULO **10**

PUNTOS DE ACCIÓN

En la vida he descubierto que una persona puede tener el cocimiento, los deseos o las buenas intenciones de hacer un cambio en su dieta, pero aun sabiendo cuán importante sería hacerlo, no lo hace, no se anima a dar un paso al frente con determinación. Todo se queda en el deseo sin pasar a la acción, sin darse cuenta de que ¡la acción provoca cambios! En este capítulo te brindaré puntos de acción para que comiences tu transformación.

1. Autoevalúate, comienza por pesarte y por medir el diámetro de tu abdomen. Es bueno tener un punto de partida. Podrías considerar tomarte fotos para que documentes tu cambio. ¡Te vas a sorprender con tus fotos antes y después!

2. Elimina de tu cocina aquellos alimentos que perjudican tu salud (ver capítulo 3) como lo son:

i. Las bebidas dulces
    a. jugos naturales
    b. bebidas energizantes (Redbull, Monster, etc.)
    c. jugos en polvo
    d. refrescos y refrescos de dieta
    e. bebidas deportivas (Gatorade, Powerade, etc.)

ii. Los lácteos bajos en grasa y altamente procesados
    a. mantecado
    b. yogurt helado (frozen yogurt)
    c. yogurt bajo en grasa o libre de grasa
    d. leche baja en grasa o libre de grasa

iii. Los granos (maíz, trigo y arroz)
    a. cereales
    b. pasta
    c. pan
    d. galletas
    e. donas
    f. pizza

    iv. Las legumbres (no son tan ofensivas como los granos, pero muchas de ellas pueden ser muy altas en carbohidratos y aunque en menor escala pueden contener antinutrientes como los granos)

        a. habichuelas

        b. gandules

        c. lentejas

        d. soya

        e. tofú

    v. Las viandas blancas

        a. papas

        b. ñame

        c. yautía

        d. yuca

    vi. Los dulces y postres

3. Llena tu alacena y refrigerador con alimentos nutritivos (ver capítulo 4) tales como productos animales, huevos, vegetales, moderada cantidad de frutas bajas en carbohidratos, nueces y almendras. Se permiten algunos lácteos altos en grasas y bajos en carbohidratos.

4. Prepara una libreta para que hagas un diario de las comidas que consumes. También lo puedes hacer en tu tableta o en el celular.

5. Contabiliza la cantidad de carbohidratos diariamente. Lo puedes anotar en un papel, como también en tu celular, pues existen programas para este propósito.

6. Evita el alcohol, podría sabotear tu esfuerzo por perder peso.

7. Comienza a caminar o a pedalear a paso lento. Comienza con 10 o 15 minutos diarios hasta que puedas completar entre 3 a 5 horas en la semana.

8. Come solo cuando tengas hambre y deja de comer cuando ya no la tengas.

LOS PILARES DE LA BUENA SALUD

9. Comienza a realizar ejercicios de resistencia al menos 2 veces por semana.

10. Si estás lo suficientemente saludable para correr, corre rápido un tramo corto (sprints) al menos 1 o 2 veces por semana. Un ejemplo sería correr rápido una distancia de 50 metros 5 veces seguidas. Si quieres aumentar la dificultad podrías hacer estos "sprints" en una cuesta o en la arena. Estas sesiones son altamente efectivas para perder grasa abdominal.

11. Juega y diviértete.

12. Trata de incluir amigos o familiares en este proceso. Esto aumenta la motivación para alcanzar tus metas.

13. Procura descansar; por lo menos entre 7 a 9 horas de sueño diario son necesarias.

14. Pésate y mide tu abdomen una vez por semana. Tener registro del proceso es importante para mantenerte enfocado.

15. Comparte con otras personas lo que has aprendido. Hay un dicho que dice que aprendemos el 10% de lo que leemos, el 20% de lo que escuchamos, el 30% de lo que vemos y el 50% de lo que enseñamos. Cuando compartes lo que has aprendido no solo bendices a otra persona, sino que reafirmas tu conocimiento.

16. Elimina hábitos tóxicos y dañinos tales como:
    i. fumar
    ii. consumir drogas
    iii. manejar bajo los efectos del alcohol
    iv. textear mientras manejas el automóvil
    v. no usar el cinturón de seguridad
    vi. exceder los límites de velocidad en la carretera
    vii. el exceso de tiempo que le dedicas a los recursos electrónicos

17. Conéctate con la naturaleza. La naturaleza es el parque que Dios nos regaló para que la disfrutemos.

18. Toma sol diariamente por lo menos 30 minutos. La exposición al sol mejora tu ánimo y aumenta los niveles de Vitamina D

19. Ten metas claras. Visualízate dónde quieres estar dentro de un mes, tres meses, dentro de un año.

20. Dedica tiempo a hacer las cosas que te apasionan. Las personas que se dedican tiempo son más felices.

MENSAJE DEL AUTOR

Este libro tiene un solo propósito: poner un granito de arena para mejorar tu salud. He intentado simplificar y explicar de manera sencilla los temas, de modo que sea más fácil la comprensión y el manejo de la información. Te he presentado los problemas de salud más comunes y para cada uno de ellos te he propuesto una solución. Mi interés no es otro que con el conocimiento adquirido te apoderes de tu propio proceso de sanación.

Las industrias farmacéuticas gastan millones de dólares promocionando medicamentos para bajar el azúcar, la alta presión arterial, el colesterol y los triglicéridos, mientras que los planes médicos controlan los que los médicos recetan dejándose llevar por criterios económicos. Para los dos, el objetivo de la producción de medicamentos y la oferta de servicios de salud es ganar dinero, lo que a mí, para quien el bienestar del paciente es lo primordial, me produce una profunda tristeza. Me parece, además, que el tema de la salud se enfoca más en los síntomas que en las causas de la enfermedad.

Pensando en esto, he querido que, con la lectura de este libro, tengas a la mano los conocimientos y las estrategias que te permitan bajar de peso y recuperar tu salud. Si logro que comprendas que eres responsable por mantener tu salud, que debes ser consciente de lo que comes y que los alimentos tienen un efecto hormonal, sabré que he logrado mi propósito. Si con este nuevo conocimiento, comienzas un régimen de ejercicios, duermes mejor y bajas tus niveles de estrés, estarás en ruta hacia recobrar tu salud.

Te lanzo un reto. Comienza hoy mismo a cambiar tus hábitos alimentarios y a mejorar tu salud; comparte lo que has aprendido con otros. Recuerda que los grandes cambios en una sociedad ocurren cuando un individuo comienza a expresar su inconformidad y va contagiando a los otros con su voluntad de cambio. Confío que la lectura de este libro sea la motivación que necesitas para comenzar a vivir una vida más saludable. ¡Dios te bendiga!

APÉNDICE

BEBIDAS

ALIMENTO	PORCIÓN	CARBOHIDRATOS TOTALES	FIBRA	CARBOHIDRATOS NETOS
AGUA	8 OZ	0	0	0
AGUA DE COCO	1 TAZA	9	2	7
AGUA MINERAL	8 OZ	0	0	0
AGUA TÓNICA	6 OZ	16	0	16
CAFÉ CON LECHE	1 TAZA	7	0	7
CAFÉ NEGRO CON AZÚCAR	1 TAZA	7	0	7
JUGO DE MANZANA	½ TAZA	14	0	14
LECHE DE ALMENDRAS SIN AZÚCAR AÑADIDA	1 TAZA	6	1	5
LECHE DE SOYA	1 TAZA	9	2	7
LECHE DE SOYA SIN AZÚCAR AÑADIDA	1 TAZA	4	2	2
LIMONADA	½ TAZA	12	0	12
TÉ	1 TAZA	1	0	1

CONDIMENTOS

ALIMENTO	PORCIÓN	CARBOHIDRATOS TOTALES	FIBRA	CARBOHIDRATOS NETOS
ACEITE DE OLIVA	1 CDA.	0	0	0
AZÚCAR	1 CDA.	12	0	12
CREMA BATIDA	2 CDA.	1	0	1
MAYONESA	1 CDA.	0	0	0
MIEL	1 CDA.	17	0	17
MOSTAZA	1 CDA.	0	0	0
SALSA BARBACOA "BARBECUE"	1 CDA.	6	0	6
SALSA DE TOMATE "KETCHUP"	1 CDA.	5	0	5
VINAGRE BALSÁMICO	1 CDA.	2	0	2

DULCES Y POSTRES

ALIMENTO	PORCIÓN	CARBOHIDRATOS TOTALES	FIBRA	CARBOHIDRATOS NETOS
BARRA DE CHOCOLATE	1	26	1	25
BIZCOCHO DE CHOCOLATE	1	35	2	33
CHEESE CAKE	1	50	0	50
CINNAMON ROLL	1	16	1	16
DONAS GLASEADAS	1	23	1	22
FLAN	1/2 TAZA	35	0	35
GELATINA CON AZÚCAR	1/2 TAZA	19	0	19
GELATINA SIN AZÚCAR	1/2 TAZA	0	0	0
MANTECADO	1/2 TAZA	16	1	16
PIE DE CALABAZA	1	40	0	40
PIE DE CEREZA	1	60	1	59
PIE DE LIMÓN	1	56	1	55
PIE DE MANZANA	1	57	0	57
POP CORN	1 TAZA	7	1	6

FRUTAS

ALIMENTO	PORCIÓN	CARBOHIDRATOS TOTALES	FIBRA	CARBOHIDRATOS NETOS
ACEROLAS	1 TAZA	8	1	7
AGUACATE	1/2	8	6	2
ALBARICOQUE	1	4	1	3
ARÁNDANO (BLUEBERRY)	1/2 TAZA	9	2	7
CHERRIES	1/2 TAZA	10	1	9
CHINA	1	15	3	12
CHINA MANDARINA	1	11	1.5	9.5
CIRUELA	1	7	1	6
FRAMBUESA (RASPBERRIES)	1 TAZA	15	8	7
FRESAS	3	3	0.2	3
GUAYABA	1	13	4	9
GUINEO	1	26	3	23
KIWI	1	11	2	9
LIMÓN	1	7	2	5
MANGÓ	1	35	3	32
MANZANAS	1	20	3	17
MELOCOTÓN	1	10	1	9
MELÓN DE AGUA	1 TAZA	11	1	10
MORA (BLACKBERRY)	1/2 TAZA	7	4	3
PANA	1 TAZA	76	14	62

CONTINUACIÓN **FRUTAS**

ALIMENTO	PORCIÓN	CARBOHIDRATOS TOTALES	FIBRA	CARBOHIDRATOS NETOS
PAPAYA	1 TAZA	16	3	13
PEPINILLO	1	2	0	2
PIÑA	1/2 TAZA	9	1	8
PLÁTANO	1	60	4	56
TORONJA ROSADA	1/2	13	2	11
UVAS	1/2 TAZA	14.5	1	13.5

GRANOS Y LEGUMBRES

ALIMENTO	PORCIÓN	CARBOHIDRATOS TOTALES	FIBRA	CARBOHIDRATOS NETOS
GARBANZOS	1/2 TAZA	27	5	22
HABICHUELAS BLANCAS	1/2 TAZA	19	6	13
HABICHUELAS NEGRAS	1/2 TAZA	19	6	13
HABICHUELAS ROJAS	1/2 TAZA	19	8	11
HABICHUELAS ROSADAS	1/2 TAZA	16	7	9
HABICHUELAS TIERNAS	1/2 TAZA	4	2	2
HUMMUS	1/4 TAZA	19	5	14
LENTEJAS	1/4 TAZA	9	3	6
MANTEQUILLA DE ALMENDRA	2 CDAS.	7	3	4
MANTEQUILLA DE MANÍ	2 CDAS.	6	2	4
QUINOA	1/4 TAZA	10	1	9
TOFÚ	1 SLICE	3	0	3

HARINAS

ALIMENTO	PORCIÓN	CARBOHIDRATOS TOTALES	FIBRA	CARBOHIDRATOS NETOS
ARROZ BLANCO	1 TAZA	54	1	53
ARROZ INTEGRAL	1 TAZA	45	3	42
AVENA	1 TAZA	25	3	22
BISCUIT	1	26	1	25
CEREAL	1 TAZA	27	1	26
CEREAL AZUCARADO	1 TAZA	26	1	25
CEREAL DE ARROZ	1 TAZA	25	1	24
CHIPS DE TORTILLAS	1	18	2	16
CROISSANT	1	26	2	24
FARINA	1/4 TAZA	33	1	32
GALLETAS DE AVENA	1	9	1	8
GALLETAS DE SODA	4	12	0	12
GALLETAS SALADAS	1	2	0	2
GRANOLA	1/2 TAZA	40	4	36
LASAGNA	1 PEDAZO PEQUEÑO	35	2	33
PAELLA	1 TAZA	40	1	39
PAN BLANCO	1 REBANADA	13	1	12
PAN FRANCÉS	100 GRAMOS	62	3	59
PAN INTEGRAL	1 REBANADA	13	2	11
PAN PITA	1	25	1	24

CONTINUACIÓN **HARINAS**

ALIMENTO	PORCIÓN	CARBOHIDRATOS TOTALES	FIBRA	CARBOHIDRATOS NETOS
PAN PLANO "FLATBREAD"	1	22	2	20
PANQUEQUES "PANCAKES"	1	11	0	11
PASTA	1 TAZA	43	3	40
RISOTTO	1 TAZA	44	1	43
ROSCA "BAGEL"	1	53	3	50
SPAGHETTI	1 TAZA	43	3	40
WRAPS	1	23	1	22

LÁCTEOS

ALIMENTO	PORCIÓN	CARBOHIDRATOS TOTALES	FIBRA	CARBOHIDRATOS NETOS
BLUE CHEESE	1/4 TAZA	1	0	1
CREAM CHEESE	1 CUCHARADA	1	0	1
CREMA AGRIA	2 CUCHARADA	1	0	1
CREMA ESPESA "HEAVY CREAM"	1 CUCHARADA	0	0	0
LECHE BAJA EN GRASA 2%	1/2 TAZA	6	0	6
LECHE DE CABRA	1 OZ	1	0	1
LECHE EN POLVO	1 CUCHARADA	5	0	5
LECHE ENTERA	1/2 TAZA	5	0	5
MANTEQUILLA	1 CUCHARADA	0	0	0
MANTEQUILLA DE MANÍ	2 CUCHARADA	6	2	4
QUESO AMERICANO	1 REBANADA	2	0	2
QUESO CHEDDAR	1 REBANADA	0.5	0	0.5
QUESO COLBY	1 REBANADA	1	0	1
QUESO COTTAGE	1/4 TAZA	3	0	3
QUESO FETA	1/4 TAZA	1.5	0	1.5
QUESO GOUDA	1/2 TAZA	1	0	1
QUESO MOZZARELLA	1 REBANADA	1	0	1
QUESO MUENSTER	1 REBANADA	0.5	0	0.5
QUESO PARMESANO	1/2 TAZA	2	0	2

CONTINUACIÓN **LÁCTEOS**

ALIMENTO	PORCIÓN	CARBOHIDRATOS TOTALES	FIBRA	CARBOHIDRATOS NETOS
QUESO RICOTTA	1/2 TAZA	3	0	3
QUESO SUIZO	1 REBANADA	1.5	0	1.5
YOGURT GRIEGO SIN SABOR	1 TAZA	10	0	10
YOGURT GRIEGO SIN SABOR- BAJO EN GRASA	1 TAZA	17	0	17
YOGURT SIN SABOR – LECHE DESCREMADA	1 TAZA	17	0	17
YOGURT SIN SABOR - LECHE ENTERA	1 TAZA	11	0	11

NUECES

ALIMENTO	PORCIÓN	CARBOHIDRATOS TOTALES	FIBRA	CARBOHIDRATOS NETOS
ALMENDRAS	1/2 TAZA	14	8	6
AVELLANAS	1/4 TAZA	12	6	6
CASHEWS (PAJUIL)	1 OZ	8	1	7
MANÍES	1/2 TAZA	11.5	6	5.5
PISTACHOS	1/2 TAZA	17	6	11
SEMILLAS DE CALABAZA	1/2 TAZA	17	6	11
SEMILLAS DE GIRASOL	1/4 TAZA	4.5	2	2.5

VEGETALES

ALIMENTO	PORCIÓN	CARBOHIDRATOS TOTALES	FIBRA	CARBOHIDRATOS NETOS
ACEITUNAS NEGRAS	10	2	1	1
ACEITUNAS VERDES	10	1	1	0
AJO	1 DIENTE	1	0	1
ALCACHOFAS	1	13	6	7
BATATAS	1 TAZA	27	4	23
BERENJENAS	1 TAZA	5	2	3
BRÓCOLI	1 TAZA	6	3	3
CALABAZAS	1 TAZA	8	1	7
CEBOLLAS	1/2 TAZA	8	1	7
CELERY	1/2 TAZA	2	1	1
CHAYOTES	1	9	4	5
COLES DE BRUSELAS	1/2 TAZA	4	2	2
COLIFLOR	1/2 TAZA	3	1	2
ESPÁRRAGOS	1 TAZA	7	3	4
ESPINACAS	1 TAZA	1	0.5	0.5
LECHUGA AMERICANA	1 TAZA	1	0.5	0.5
LECHUGA ROMANA	1 TAZA	1.5	1	0.5
MAÍZ	1/2 TAZA	15	2	13
ÑAMES	1 TAZA	42	6	36
PAPAS	1	33	5	28
PIMIENTOS VERDES	1/2 TAZA	3	1	2

CONTINUACIÓN **VEGETALES**

ALIMENTO	PORCIÓN	CARBOHIDRATOS TOTALES	FIBRA	CARBOHIDRATOS NETOS
REMOLACHAS	1 TAZA	17	3	14
REPOLLOS	1 TAZA	5	2	3
SETAS	1/2 TAZA	2	0	2
TOMATES	1	4	1	3
YAUTÍAS	1 TAZA	32	2	30
ZANAHORIAS	1/2 TAZA	6	2	4

Si este libro fue de ayuda para usted, queremos conocer su historia...
Escríbenenos a info@drmanuelroman.com

Si quieres conocer más del Dr. Román, visita su página web
www.drmanuelroman.com y en Facebook como drmanuelroman

drmanuelroman.com

drmanuelroman

Made in the USA
Columbia, SC
28 October 2018